腸で寿命を
延ばす人、縮める人

腸をダメにする習慣、鍛える習慣❷

藤田紘一郎

ワニブックス
|PLUS|新書

はじめに

2018年、私は日本テレビの『世界一受けたい授業』という番組に出演しました。

そこでお話ししたのは、人間の腸にすみついている200種100兆個以上という腸内細菌のなかに、私が「デブ菌」と「ヤセ菌」と名づけた種類の菌たちがいて、それが人の「体型」を決めている、ということことでした。

すると想像以上の反響があり、たいへん驚きました。それほど、「やせたい！　でも、どうしてもやせられない」と感じている人が多いということです。

じつは、デブ菌とヤセ菌の関係を理解して食事をすれば、やせるのはそれほど難しいことではありません。

細菌には、自分が好物とするエサを得られると繁殖力を高める、という性質があります。ヤセ菌の好物は「低糖質・低脂質・高食物繊維」の食べ物です。

低糖質とは、炭水化物に多いブドウ糖が少ないこと。低脂質というのは、肉の脂身などのように脂肪が多くないこと。高食物繊維というのは、野菜などに含まれる食物繊維が多いこと。ふだんそうしたメニューを食事のなかにとり入れていくと、腸のなかでヤセ菌が優勢になり、少々食べ過ぎたところで、太らなくなります。

なぜなら、ヤセ菌は、食べ物からしつこくエネルギーをとり出すことをしないという性質を持つからです。そのため、腸内でヤセ菌を優勢にできると、糖質や脂肪の吸収率を抑え込めるのです。

反対に、デブ菌は「高糖質・高脂肪・低食物繊維」の食べ物を好物とします。彼らの仲間には、糖質を代謝する遺伝子を持った菌種が多くみられます。私たちがものを食べると、そこからエネルギーを強くとり立て、腸から吸収させる働きを持っているのです。これによって糖質や脂質が身体に蓄えられます。そのため、デブ菌優勢の腸になると、人は太りやすくなるのです。デブ菌は、とくに炭水化物が大好きです。

ヤセ菌とデブ菌は、腸のなかで拮抗して存在しています。どちらかが優勢になればどちらかが劣勢になる関係ということです。ですから、「やせたい」と思うならば、ヤセ菌を増やす食事をすればよいのです。

「そんなに食べているつもりはないのに、すぐ太ってしまう」と感じている人は、デブ菌が優勢になっています。こうした人がするべきことはカロリー制限によるダイエットではなく「腸内フローラダイエット」です。腸内細菌は、腸のなかで複雑な生態系を構築しています。それを「腸内フローラ」（腸内細菌叢）と呼びます。よい腸内フローラを保つ生活をしていれば、太っている人は苦労もなく体重を落とせますし、不調を抱えている人は元気をとり戻すことができます。

今よりもっと元気に、若々しく、スタイリッシュに、イキイキと、加齢に負けずに生きていくには、腸内フローラを大事に育てるような食事と生活を心がければよいだけなのです。そんな生活こそが、ストレスの多い現代を生きる私たちに、本当に必要なダイエットといえるでしょう。

事実、「世界一受けたい授業」では、元サッカー女子日本代表で今はタレントとして活躍されている丸山桂里奈さんが、ヤセ菌を増やすダイエットに挑戦してくれました。このとき使ったのは、「酢キャベツ」です。千切りキャベツを塩もみし、酢でつけただけの簡単料理です。

これを食事の前に100グラム食べるだけ。あとはお菓子もご飯も好きなものを食べていましたし、忙しいタレントさんですから不規則な生活も続いていました。それにもかかわらず、彼女は2週間で体重2・5キロ、ウエストを8センチも減らすことができました。腸内のヤセ菌は、なんと25パーセントも増えていたのです。

しかも、丸山さんは引退後の不摂生な食事と生活のせいで、風邪をひきやすく、一度ひくとなかなかなおりにくい状態が続いていたそうですが、酢キャベツを食べるようになってから体調がどんどんよくなり、便通も改善し、長引いていた風邪の症状も消えたそうです。

酢キャベツ1つ実践するだけで、腸内フローラはそこまで変わるのです。本書では、腸内フローラに大事なことを36項目にわけてお話ししていきます。

「何から始めよう」と迷ったら、酢キャベツから始めてみてください。即効性があるので、「もっとやっていたい」という、次につながる意欲をご自身のなかから引き出しやすくなります。

本書は、5年ほど前に出版した『腸をダメにする習慣、鍛える習慣』の第2弾としてまとめました。前作は非常に好評で15万部を超えるベストセラーとなり、社会的にも腸内フローラの持つ健康効果、寿命との関連などがおおいに注目されるきっかけの1つになったと思っています。

そこで、前作出版後に新たにわかった事実や、前作では説明が不足してしまった内容を続編としてまとめることにしました。

腸内細菌を使った健康法は、今、世界中の研究者が注目する、もっとも熱い医療の一環となっています。どんどん新しい研究成果が発表され、古い情報が覆されることもたびたびあります。5年前に書いた内容が、今では変わってきていることもあります。さらなる研究の発展によって、今回の本の内容のなかにも、何年かの後には「それは間違っている」と指摘されてしまう点が出てくるかもしれません。しかし、それを恐れて何もしなければ、私たちの健康に発展はありません。

本書には、あなたの腸内フローラのために、ぜひ実践してほしいと願うことをまとめました。これらの腸習慣があなたの健康寿命を延ばすことに、おおいに役立ってくれることを願っています。

目次

第2章 腸をダメにする食べ物 鍛える食べ物

第3章 腸をダメにする生活習慣、鍛える生活習慣

第1章　腸をダメにする食べ方、鍛える食べ方

1 「マイ腸内細菌」を大事に育てよう

あなたの腸にはあなたの腸内細菌がいます。

私の腸には私の腸内細菌がいます。

その「マイ腸内細菌」は、人の健康だけでなく、心にまで影響を与えることがわかってきています。病気を遠ざけ、健康に、人生をイキイキと楽しみたいのならば、あなたの「マイ腸内細菌」を育ててあげることです。

間もなく「人生100年時代」がやってきます。日本人の平均寿命ののびは著しく、多くの人が100歳まで生きると予測されているのです。**この人生100年時代を左右するのも、腸内細菌**であると私は考えています。

米国カリフォルニア大学とドイツのマックス・プランク研究所の人口学者たちが、

「2007年生まれの寿命」を国別に比較した表があります。これによると、2007年にアメリカやカナダ、イタリア、フランスで誕生した子どもの半数は、少なくとも104歳まで生きると予測されています。日本はそれよりも長く107歳まで生き続けるとみられているのです。

つまり、およそ半分の人が100歳以上を生きる時代がやってくるということです。「やだよ、そんなに長生きしたくないよ」といったって、死ななければ生きていくしかありません。せっかく長生きできるのならば、病気で長いこと苦しんだり、寝たきりになったり、ボケてしまったりせず、自分らしく人生をおう歌し続けたいものです。そのために重要なカギを握っているのが、「マイ腸内細菌」なのです。

「マイ腸内細菌」は生後1年半で組成が決まる

腸内細菌は、生後1年から1年半までに腸にすみついたものたちの仲間で構成されています。腸の細菌たちの全体像は「腸内フローラ」と呼ばれますが、**腸内フローラの組**

成は、生後1年半で決まってしまうということです。

私たち人間は、母親の胎内にいたとき、完全な無菌状態が守られていました。それが出産とともにたくさんの細菌と接触することになります。その過程で、赤ちゃんはまるでスポンジが水を吸い込むように、どんどんと細菌を腸にすまわせていくのです。

ただし、腸は無分別に細菌をとり込んでいくわけではありません。免疫システムの一部であるIgA抗体が「この細菌はOK」「この細菌はダメ」と選別しているのです。

免疫とは、ご存じのとおり病気を抑え、治すために、人体に備わった能力のことです。通常、免疫は、外から侵入する微生物や、体内で発生するがん細胞などの「異物」を「排除」するためのシステムと考えられています。たとえば、インフルエンザウイルスの蔓延する空間にいた場合、インフルエンザを発症する人としない人がいますが、これは免疫力の違いによるものです。体内に侵入してきたウイルスを排除する力の強い人は発症せず、弱い人がつらい思いをすることになるのです。

がんになる人とならない人の違いも、免疫力の違いにあります。健康な人の体内においても、がん細胞はつぎつぎに発生しているのですが、発生するそばからがん細胞をたたき殺し、成長を抑え込んでいるのは、免疫システムです。

免疫システムが担うのは、排除の機能だけではありません。IgA抗体の働きに見られるように、他の微生物との「共生」の主導権を握るのも、免疫の働きの一部です。

なぜ、免疫システムは、他の微生物たちと共生しようとするのでしょうか。

免疫とは、腸内細菌など身体にすみつく微生物たちの協力があってこそ、強化されるシステムだからです。つまり、**免疫と腸内細菌は、相互に頼り合う関係**だということです。

そのために、免疫は自分にもっとも適した菌を選び抜いていきます。生後1年半の間に腸に侵入してきた菌のなかで、IgA抗体がくっついたものだけが腸にすみつくことを許され、腸内フローラの組成を担う一員になります。このマイ腸内細菌たちが、生涯にわたる心身の健康状態に影響を与えることになるということです。そして、マイ腸内細菌は日々の食事によって、その数が増減し、比率が大きく変動していくのです。

免疫と腸内細菌は頼り合う関係

2 「汚いからやめなさい！」が子どもの免疫力を低くする

生後1年半で腸内フローラの組成は決まり、免疫力はその組成のもとに強化されることになります。

しかし、腸内フローラの組成が決定してからも、細菌群と接触することによって、腸内フローラを豊かに育むことができます。

ここで1つ疑問がわくと思います。なぜ、生後1年半で腸内フローラの組成は決まってしまうのに、外から細菌を入れることで、腸内フローラを豊かにできるのでしょうか。

腸内フローラの組成が完成すると、その後、どんなに身体によい菌が入ってきたとしても、腸はその菌の「定住」を許しません。

菌のなかにはよい働きをするものもいれば、悪いことをするものもいます。すべてを受け入れてしまっては、腸内フローラの統制がとれなくなります。よって、新たに入ってきた菌は、「よい菌」も「悪い菌」も、すべて数日のうちに大便と一緒に外に出されることになります。

しかし排出されるまでの間、「よい菌」は、腸にもともとすみついている仲間の菌をおおいに刺激します。**腸内細菌は、仲間の菌が外から入ってくることで、働きを活性化させ、繁殖力を高める性質を持っているのです。**それによって、仲間の腸内細菌は数を増やします。

つまり、腸内フローラの組成は変わらないけれども、数の変動は日々起こっています。そうして菌の世界の多様性が豊かになるほど、免疫力も高まっていくのです。

大人の指やおもちゃを自由になめた子ほど元気に育つ

もし、あなたのまわりに、１歳半未満の赤ちゃんがいるのならば、どうか、赤ちゃんを超清潔な環境に置かないよう、お母さんに教えてあげてください。

乳児期は腸内フローラの組成を築く重要な時期なのです。

赤ちゃんが初めて触れ合う細菌は、母親の産道にいる細菌たちです。女性の膣には、デーデルライン桿菌などの細菌が無数にいます。この菌は、善玉菌である乳酸菌の一種です。そうした産道にいる菌を、赤ちゃんはまず吸い込みます。次に出産時、お母さんはとても大きな力でいきみ、赤ちゃんを産み出します。そのとき、大便を少しもらしま す。それによって、赤ちゃんはお母さんの腸内細菌を受け継ぐことになります。

けれど帝王切開で生まれると、産道の細菌もお母さんの腸内細菌も受け継げません。このことが、赤ちゃんの免疫力におよぼす影響も報告されています。帝王切開で生まれた赤ちゃんは、アトピー性皮膚炎などのアレルギーになる可能性が高いというのです。

米国ではすでに先進的な医師たちによって、帝王切開で生まれてくる赤ちゃんに母親の産道の液をくっつけてあげる医療が行われているということです。

誕生後は、両親やきょうだい、祖父母など、まわりの大人たちとの濃密なスキンシップが始まります。授乳や抱っこによって、赤ちゃんはたくさんの細菌を受けとります。赤ちゃんは、いろいろな人にどんどん抱っこしてもらったほうがいいのです。そのとき、赤ちゃんは人の指をつかんで、口に入れようとするでしょう。これも大事です。いろんな人の指をチュパチュパなめることで、得られる細菌は多いからです。

最近では、キスや口移しをすると「おとなの虫歯が移るからよくない」といわれます。しかし、いろんな人とのキスや口移しでもらえる腸内細菌もたくさんあります。

たしかに虫歯菌をもらってしまうこともあるでしょう。でも、免疫力が高まれば、虫歯菌の働きをくい止めることができます。虫歯を心配するならば、虫歯菌のエサになるあまいものを与えすぎず、ご飯やパン、麺類など、糖質中心の食事を見直すことのほうがずっと大事です。

未熟児で生まれ、保育器に入っている赤ちゃんはこうしたことができません。米国で、NICU（新生児特定集中治療室）に入院する赤ちゃんには、両親にたくさんなでてもらったり、手指をなめさせたり、できる限りのスキンシップをさせています。

これほど大事なことを知らず、赤ちゃんの身の回りを殺菌剤や除菌剤できれいに拭くお母さんも大勢います。これはよくありません。

赤ちゃんは手に触れたものを口に入れたがります。私たちのまわりには、たくさんの土壌菌の仲間がいます。詳しいことは順々にお話ししますが、腸内細菌の大半は土壌菌の仲間です。**赤ちゃんが、人の指でもおもちゃでも、道に落ちているものでもなめたがるのは、腸内フローラを豊かにして強い免疫力を築こうとする本能のようなものだと私は考えています。**

それなのに、「バッチイからダメよ」と制止し、薬剤で身の回りの菌を殺してしまったら、どうでしょうか。赤ちゃんの腸内フローラは貧弱になります。それだけではありません。未熟な腸に殺菌力を持つ薬剤を入れてしまうことになるのです。

腸は、菌を無分別にすまわせているわけではないとお話ししました。どの菌と共生するのかは、免疫の一種であるＩｇＡ抗体が決めます。

免疫が働いていれば、人の腸内細菌としてふさわしいかどうかは自然にしっかりと選別されるのです。

ＩｇＡは母乳に多く含まれます。とくに母親が初めて出す初乳に豊富です。母乳だけでは栄養がたりないと人工栄養（ミルク）をたしたり、早めに離乳食を始めたりする育児方法がすすめられていますが、**できる限り、短くても生後１年半までは母乳を続ける**

とよいでしょう。腸内フローラを立派に育ててあげるために大切なことです。

そうして腸内フローラが見事に育てば、泥んこ遊びなど「バッチイこと」を自由にたくさんさせても心配のない丈夫な身体が育つのです。

虫歯菌を怖がりすぎると腸内フローラが貧しくなる

3 「ほどほどにキタナイ環境」で育てるとアレルギーが減る

生後、清潔な環境で育てられた人のほうがアレルギーになりやすく、**ほどほどにキタナイ環境で育った人のほうがアレルギーになりにくい**ことがわかっています。アレルギーは、免疫力の低下によって起こってくる病気だからです。

具体的には、ふだんから外で泥んこ遊びなどをしている子どもは、屋内で遊んでいる子どもよりアレルギーになりにくいことが、多くの研究によって確認されています。また、家族の形態ではきょうだいが多いほどアレルギーになりにくいこと、第一子はそれ以外の子に比べて、アトピー性皮膚炎や気管支喘息の発症率がいずれも高かったこと、母親が働いていない子どもにアレルギーが多いことなども明らかになっています。子どもが多い家庭では、きょうだいで遊んだりするなかで、兄や姉が持ち込んだ細菌やウイルスに感染する機会も多くなります。第一子にはそれがなく、親が神経質になり、とくに清潔な状態で育てられることが多くなります。そのため腸内フローラが育ちにくいのです。

母親が働いていて家庭にいないと、子どもたちは自由に「キタナイ」ことをするようになります。赤ちゃんのうちから保育園に通い、たくさんの子どもとふれあうのもよいことです。

さまざまな菌に触れる機会が多い家庭環境で育った子どもは、多種多様な細菌のすむ豊かな腸内フローラを持ち、ちょっとやそっとでは風邪もひかない強い免疫力を持つことができるのです。

腸内細菌は自閉症やＡＤＨＤの発症にも関与する

自分の育つ家庭環境は、誰にも選べません。生後1年半で立派な腸内フローラを築かせてもらえなかった人は、どうすればよいのでしょうか。

この場合、気をつけて生活をしていないと、おなかの調子が悪くなりやすくなります。

便秘や下痢をしやすい、ということです。免疫力も低下しやすいので、風邪などの病気もしやすいでしょう。アレルギー性疾患も発症しやすくなります。

また、幼いころに抗生物質を頻繁に飲まされていた場合、未熟な腸内フローラの菌も減り、そのすき間をぬって、よからぬ微生物がすみつくことがあります。その一種として知られているのが、クロストリジウム属の細菌です。破傷風菌もクロストリジウム属の細菌で、幼い子どもの腸でこの菌が増えると神経毒を産生し、脳に影響を与える可能性が指摘されています。

自閉症は先天的な脳の疾患として知られていますが、米国では抗生物質と、破傷風菌および自閉症との関係が研究されています。実際、自閉症の子どもの腸にはクロストリジウム属の細菌が健常児より平均して10倍も多いことが報告されています。ＡＤＨＤ（注意欠陥・多動性障害）などの発達障害と腸内フローラとの関係も指摘されるところです。

さらに、腸内フローラが貧弱だと免疫力が低下しやすいぶん、さまざまな病気を発症しやすいとも考えられます。がんや糖尿病など日本人に多い病気は、免疫力が低下したときに発症します。

これほど生後1年半で組成が決まる腸内フローラは人間の健康に重要なものなのです。といっても、あきらめる必要はありません。腸内環境は日々の食事で変えていけます。腸内細菌は、しばしば「善玉菌」「悪玉菌」「日和見菌」に分類して語られますが、あなたの腸内フローラのなかで、どの仲間を優勢にするかは、「今日、何を食べるか」によって変わります。**腸内フローラのバランスは、「菌が食べるもの」で違ってくる**からです。

菌にはそれぞれ好物とするエサがあります。好物のエサを得ることで、菌は繁殖力を高めます。腸内フローラの数のバランスは、食事で整えることができるということです。ここでは簡単に、それぞれの菌の好物を紹介しておきましょう。ちなみに、デブ菌・ヤセ菌は通常「日和見菌」と分類される菌に含まれます。

○善玉菌の好物

食物繊維、オリゴ糖、発酵食品

○悪玉菌の好物

食物繊維、肉類

○デブ菌の好物

白米、麺類、パン、スイーツ、肉類

○ヤセ菌の好物

食物繊維

なお、食事とともに大事になってくるのが、赤ちゃんの場合と同様、周囲の菌を排除しない生活です。身の回りの菌と仲よくし、それらをほどよく摂取できる生活が、腸内フローラの多様性を豊かにします。**食事と生活、この両輪によって腸内フローラは今日からでも成長させられますし、免疫力も強化できます。**自閉症やＡＤＨＤなどの症状もやわらぐことが報告されています。

腸を整えれば心も身体も健康になる

4 子どものときに食べていた発酵食品を食べ続けよう

免疫力を強化できる腸内フローラを築くために、まず大事なのは、「マイ乳酸菌育て」です。

善玉菌の代表である乳酸菌は、細胞壁に強力な免疫増強因子を持っていて、免疫細胞の働きを高める作用があります。食事によって腸内フローラの数に変動を起こし、乳酸菌が働きやすい腸内環境をつくることができれば、免疫力も強くなるということです。

一言で乳酸菌といっても、その種類は無数にあります。どの乳酸菌が何種類くらい自分の腸にすみついているのかも、生後1年半までの生活で決まってきます。

ここでは「どんな離乳食を食べていたか」に注目してみましょう。

私は、京都生まれの母親と韓国人のお手伝いさんに育てられました。ですから、私の腸にいる「マイ乳酸菌」は、京漬物とキムチ、他に納豆や味噌など日本古来の発酵食品などをつくる乳酸菌が主だと考えられます。乳酸菌は土壌菌の仲間でもあります。野菜や大豆を使って発酵食品をつくる際、その過程でさまざまな種類の乳酸菌がすみつきます。土壌菌の仲間である乳酸菌は、野菜や大豆にもついていますし、発酵で使う樽などにもいます。

一方、マイ乳酸菌は、自分の身体や身の回りなどの外にも出てきています。つまり、あなたの身の回りの文房具、食器、服など、日々使っているものにも、あなたのマイ乳酸菌がいることになります。

「ぬか漬けは家庭によって味が違う」とよく言います。すべて同じ材料を使っても味が違ってくるのは、各家庭ですんでいる乳酸菌が異なるからです。**その乳酸菌たちが「家庭の味」をつくり出す**のです。手づくり味噌も、家庭の味が出ます。「手前味噌」とは自慢を表す言葉ですが、「うちの乳酸菌はいい仕事をするんだよ」という意味にもとれるでしょう。

また、先ほど書いたとおり、マイ乳酸菌は、親から子へ受け継がれているものが多くなります。1歳半までに、まわりの大人とたくさんスキンシップをした赤ちゃんは、たくさんの種類の乳酸菌を腸にすまわせることができるというわけです。

こうしたことを考えると、マイ乳酸菌を育てるうえで大事な食べ方とは、

- 離乳食で食べていた発酵食品を成長後もとる
- 日本古来の発酵食品を積極的にとる
- 家庭でぬか漬けや味噌などの発酵食品をつくり、みんなで食べる

ということになるでしょう。

自分に合うヨーグルトを見つけるには2週間以上食べよう

発酵食品の話をすると、「ヨーグルトはどうでしょうか」とよく尋ねられます。

私は、離乳期にヨーグルトは食べたことがなかったそうです。ですから私の腸には、

ヨーグルトの乳酸菌はおそらくすみついていないでしょう。反対に、ヨーグルトをよく食べて育った人の腸には、そのヨーグルトにすんでいた乳酸菌がいると考えられます。もともと食べていた人なら、同じヨーグルトを食べることが、腸内フローラをいい状態にた保つために役立ちます。もともとヨーグルトの乳酸菌がすんでいない私の腸にはあまり効果はなさそうです。

ただし、子どものころからヨーグルトを食べていたからといって、すべてのヨーグルトが効果的かというと、そうは言いきれません。

ヨーグルトは牛乳を発酵させてつくられますが、その際に使われる乳酸菌は多くの場合1種類です。マイ乳酸菌とその乳酸菌が合致すれば、マイ乳酸菌の活性化に役立ちますが、そうでないと腸内環境の改善にはあまり役立ちません。

最近は、「生きて腸に届く乳酸菌」や「アレルギーに効く乳酸菌」「糖尿病予防によい乳酸菌」などでつくられた、さまざまな機能を持つヨーグルトが人気です。でも、どんなにすごい乳酸菌がいたところで、マイ乳酸菌の仲間でなければ、腸で働くことはできないのです。

自分の腸に合うかどうかは、２週間食べ続けてみるとわかります。毎日、100〜200グラム、具体的には小さめの器に1杯ほどずつ食べ、肌の調子やお通じがよくなるようだったら、そのヨーグルトはあなたのマイ乳酸菌と合っていることになります。

なお、もう1つ注意点があります。それは、日本人の多くが、乳糖を分解する酵素を持っていないということです。乳糖とは牛乳やヨーグルトなどの乳製品に含まれる糖質のことで、日本人の約7割が乳糖をうまく分解できず、摂取すると消化不良で下痢を起こしやすくなります。ヨーグルトは発酵されているぶん、症状の出ない人も多くなりますが、食後におなかがゴロゴロするようならば、乳製品が適さない体質だと考えてよいでしょう。

乳酸菌ならなんでもいいというわけではない

5 腸内細菌を整えれば精神状態も安定する

乳酸菌は免疫力を強化してくれるだけではなく、ミネラルの吸収をうながしたり、ビタミンやホルモンの合成に働く力も持っています。

腸内細菌が合成をサポートしたホルモンは人の精神活動にも影響します。乳酸菌がいなければ、私たちは心を安定させることさえできないのです。

腸内細菌は、人の性格にまで影響を与えていることがわかってきています。

凶悪な犯罪を起こした人の大便は、とても臭いといわれています。自殺をはかった人、子どもやパートナーに暴力をふるう人、いじめる人、いじめられる人、うつ病の人などの大便も、とても臭いはずです。ストレスは腸内環境にダイレクトに悪影響を与えます。悪玉菌の働きを活性化し、乳酸菌の働きを阻害する作用があるのです。

反対に、乳酸菌の働きが活性化すると、「幸せホルモン」のセロトニンや「快楽のホルモン」のドーパミンなど、思考をポジティブに動かすホルモンの合成力が高まります。セロトニンは人に安らぎを与え、ドーパミンは快楽ややる気を高めます。

「若者乳酸菌」と「老人乳酸菌」、どちらにも役割がある

乳酸菌は、私たちが心身の健康を維持するうえで、とても重要な多くの役割を担っていることが、世界的な研究によって次々に報告されてきています。

１９９０年代に始まった世界的プロジェクトによって人間の遺伝子構造の解析が行われました。壮大なプロジェクトでしたが、すべての解析が終わってわかったことは「遺伝子の研究だけでは病気の治し方はわからない」ということでした。病気を何ひとつとして解決できなかったのです。

私の友人の金鋒中国科学院教授は、遺伝学が専門です。彼も「遺伝子の研究より、乳酸菌のほうがよほど人の役に立つ」と乳酸菌の研究を非常に熱心に行っている一人です。

金教授は、「若者乳酸菌」と「老人乳酸菌」では、働き方が違うと言います。

若者乳酸菌というのは生まれたばかりの乳酸菌です。元気があって増殖力があります。エサが十分にあれば速やかに増え、消化吸収や免疫の増強など、腸の働きを熱心に助けます。よって、若者乳酸菌が多い腸はとても若々しく、人の心身によい影響を与えます。

一方の老人乳酸菌にも別の働きがあります。老人乳酸菌とは発酵の進んだ年寄りの乳酸菌で、酸性度が高くなっています。たとえばヨーグルトを放置すると、発酵が進んで酸っぱくなりますが、その酸っぱさこそ老人乳酸菌が多くなっている証しです。まもなく死を迎える老人乳酸菌も、死んだ菌も酸性度が高くなります。酸性の環境では、腸内の悪玉菌や外から侵入してくる病原体は増殖できません。つまり、老人乳酸菌や死んだ菌には、悪い菌の繁殖力を抑える働きがあるということです。

若者乳酸菌も老人乳酸菌も、腸のなかではどちらも大事な働きをします。活力の高い若者乳酸菌は、腸の働きをパワフルに助けますし、老人乳酸菌は有害菌の繁殖を抑える抗菌性を発揮します。

とはいえ、若者乳酸菌を増やせなければ、老人ばかりが増えてしまい、腸という1つの世界をどんどん老け込ませることになります。**まずは若者乳酸菌を増やしましょう。**

若者乳酸菌も、食物繊維などエサのたくさんある環境でこそ繁殖力を高めます。たとえ超潔癖症の親に育てられ、マイ乳酸菌の種類が少なかったとしても、日々、乳酸菌のエサになる食物繊維をバランスよく食べれば、心身の健康状態を高め、ポジティブな性格を自ら築くことができるということです。

なお、乳酸菌の好物の一つにオリゴ糖があります。オリゴ糖を毎日とっていると乳酸菌の数が増え、やめると2週間後にはもとの状態にまで数を減らしてしまうという研究報告もあります。オリゴ糖はバナナや玉ネギなどに豊富です。納豆や豆腐などの大豆食品、ネギ、ゴボウ、アスパラガスなどにも多く含まれています。こうしたものを毎日食べていると、若者乳酸菌を増やすことができます。ただし、オリゴ糖は、控えたほうがよい人もいます。これについては第4章でお話しします。

凶悪犯の腸内は悪玉菌でいっぱいかも

6 「乳酸菌入り」の加工食品は食べないほうがマシ

乳酸菌が大きなブームになっています。

腸内細菌の健康効果が広く伝えられるようになり、食品メーカーが乳酸菌に注目したのです。最近では、ヨーグルトだけでなく、チョコレートやキャンディ、グミ、タブレット、クッキー、清涼飲料水などさまざまなものに添加されています。とくにお菓子は、ポンと口に入れられる手軽さと、1粒でたくさんの数の乳酸菌を摂取できるとあって人気です。

「健康のために、あえて乳酸菌入りのものを選んでいる」

という人も多いのではないでしょうか。

でも、残念ながら「乳酸菌入りだから、腸によい」とは、限らないのです。前述のとおり、もともと体内にいた乳酸菌とは違うものだと効果がないというだけではなく、かえって腸を傷つけてしまうこともあります。

なぜなら、そうした加工食品には腸によくない添加物も含まれているからです。「乳酸菌入り」といかにも健康によさそうに宣伝する食品であってもそうなのです。

最近の研究では、**砂糖や小麦粉、人工甘味料、乳化剤、保存料、香料、着色料には、「リーキーガット・シンドローム」を起こす危険性がある**ことが指摘されています。お菓子や清涼飲料水に必ずといってよいほど含まれるこうしたものが、材料に使われている以上、いくら乳酸菌が添加されていても、腸を荒らす原因になりかねないということです。

「生きた腸内細菌」が血液中をめぐる危険

「リーキー（Leaky）」とは「もれる」、「ガット（Gut）」は「腸」という意味。リーキーガット・シンドロームは、日本語に訳すと「腸もれ症候群」となります。

「腸もれ症候群」は、まだ日本ではあまり知られていませんが、欧米では「多くの不調や、命にかかわる重大な病気を引き起こすトラブル」としてすでに広く認識されています。世界的にも注目されていて、年間1200件以上の研究論文が出されるほどです。私は日本でも広く知られることを願い、このトラブルをわかりやすく「腸もれ」と呼ぶことにしました。

なぜ、腸もれは起こってくるのでしょうか。

腸もれの原因は、腸壁をつくる粘膜細胞どうしの連結がゆるみ、細胞間にわずかなすき間ができることにあります。その穴は、目では確認できないほど細かなものです。しかし腸にいる細菌や未消化の栄養素をもれ出させてしまうだけの大きさがあります。その物質を敵だと勘違いした免疫が攻撃をしかけ、身体のさまざまな場所で炎症を引き起こすのです。

腸内細菌は、私たちの生命維持に欠かせない存在で、整った環境では、宿主である人間にとってすばらしい働きをしてくれます。でも、その環境がひとたび乱れれば、私たちの健康をおびやかす存在にもなってしまうのです。

「生きた腸内細菌が、人の血液中をめぐっている」という衝撃的な研究結果が報告されたのは、２０１４年でした。順天堂大学とヤクルト中央研究所の研究グループの発表では、健康な人の場合でも、50人中２人の血液中から生きた腸内細菌が見つかりました。糖尿病の人のグループでは、その数は50人に14人にはね上がります。

腸内にいるときは免疫の活性化に働く腸内細菌も、本来の生息場所ではない血液中に入り込んでしまえば、免疫システムが「敵」とみなします。免疫は、いるはずのない場所に異物が入り込むと敏感に反応し、攻撃をしかけ排除しようとするシステムで、異物の量が大きかったり、力が強かったりすると、免疫細胞の働きもそのぶん大きくなります。

免疫システムによる攻撃時、体内では炎症が生じます。炎症とは、体内で生じる「火事」のようなもの。たとえボヤであってもものを焦がして劣化させるように、炎症が慢性化すれば、周囲にジワジワと変調を起こしていきます。それによって正常細胞が突然変異し、がん細胞が生み出されます。また、血管を劣化させボロボロにもします。それが高血圧や動脈硬化症を起こし、心筋梗塞や脳梗塞につながっていく危険性も指摘されているのです。

この重大なトラブルを引き起こす一因が、前述した砂糖や小麦粉、人工的な食品添加物などです。たとえ乳酸菌入りであっても、それらを材料に使った加工食品はできるだけ口にしないことです。

乳酸菌ブームに踊らされると腸がダメになる

「腸もれ」の関与が指摘されている病気・症状

ALS（筋萎縮性側索硬化症）
アルツハイマー病
不安感とうつ
ADHD（注意欠陥・多動性障害）
自閉症
カンジダ、酵母菌過剰増殖
セリアック病、非セリアック型グルテン過敏
慢性疲労症候群
クローン病
線維筋痛症
ガス、膨満感、消化器痛
橋本病
過敏性腸症候群
狼瘡《ろうそう》
メタボリックシンドローム
片頭痛
多発性硬化症
NAFLD（非アルコール性脂肪肝）、その他の肝臓障害
パーキンソン病
PCOS（多嚢胞性卵巣症候群）
むずむず脚症候群
関節リウマチ
皮膚の炎症（湿疹、疥癬《かいせん》、酒さ、皮膚炎、にきび）
１型・２型糖尿病
潰瘍性大腸炎
さまざまなアレルギー性疾患や食物過敏

（出典）『すべての不調をなくしたければ除菌はやめなさい』（ジョシュ・アックス著　藤田紘一郎監訳　文響社）

7 「白い主食」のブドウ糖より グルタミン酸を腸に届けよう

腸は、今日何を食べるかによって、よくもなれば悪くもなります。あなたの選択によって、腸内フローラの状態も違ってきます。

現代人の多くの人が主食としているのは、食物繊維をそぎ落とした白い食べ物、つまり白米やパン、うどん、ラーメン、パスタなどです。しかし、これらの主食のとりすぎによって、腸は疲れ、腸壁をつくる粘膜細胞が傷つきます。

白い主食が、なぜ腸を疲れさせるのかを説明しましょう。

白い主食の主成分はデンプンです。デンプンは口に入ったときから、他の栄養素に先駆けて分解が始まります。そして、腸でブドウ糖という最小の成分に分解され、真っ先に吸収されます。人体が活動するためのエネルギーは、私たちが吸収した栄養素や酸素をもとに、37兆個の細胞１つ１つのなかでつくり出されていますが、エネルギーをつくるスターターとして働くのがブドウ糖なのです。そのため、ブドウ糖は優先順位の一番高い栄養素として、腸で真っ先に消化吸収されます。

けれど、腸自体の主なエネルギー源はブドウ糖ではありません。

腸は、人が食事をし、排便する日中はもちろんのこと、人が眠っている間も活動を活発に続けています。生まれてから死ぬまで片時も休むことなく、フル活動できるだけの持続的で膨大なエネルギーを求めています。そうあってこそ、人の心身を健全に保てるからです。それは腸が「消化」と「吸収」に加え、「免疫」「浄血」「排泄」「合成」「解毒」という生命の維持と健康増進の根幹となる、７つの重大な働きを担う臓器だからです。

ブドウ糖はエネルギーを瞬発的につくり出す力はあっても、持続力がありません。腸が要求するようなエネルギーを供給できないのです。

それでも、身体はブドウ糖を欲します。とくに執拗《しつよう》に欲するのは脳です。脳はブドウ糖が大好物で、エネルギーを素早くつくり出せるブドウ糖を、１日に１００グラム以上も使っているのです。つまり、脳が欲するブドウ糖のために、腸は懸命に働き、真っ先にそれを消化吸収しなければならないのです。

白米やパン、うどん、ラーメン、パスタなど、ブドウ糖を主成分とする、白い主食を「おいしい」と感じるのは、脳がブドウ糖を執拗に求め、それを得ることで安心するからです。だからこそ、私たちはそれを常に「食べたい」と欲するのです。しかし、その**欲求のままに、白い主食ばかりに偏った食事をしていると、腸は疲れ切ることになります。**

小腸は「うま味成分」がお好き

腸の働きを改善させることは、腸もれ（リーキーガット・シンドローム）を治すためにも必要です。

腸の働きをよくするためには、腸のエネルギー源となるものをとることです。**小腸が欲しているのはブドウ糖ではなく、グルタミン酸です。**グルタミン酸はほとんどが小腸粘膜で代謝されるので、血液中に入って腸以外の組織で利用されることはあまりありません。

グルタミン酸とは、食品中に含まれる「うま味」の成分で、たんぱく質を構成するアミノ酸の1つです。昆布やチーズ、白菜、トマト、アスパラガス、ブロッコリー、玉ネギなどに豊富で、しょう油や味噌などの調味料にも含まれます。

さらに**大腸は、腸内細菌が食物繊維やオリゴ糖を発酵させて生まれる「短鎖脂肪酸」をエネルギー源にしています。**

食事では、配分を考えることも大事です。**腸の働きをよくしてくれるグルタミン酸や食物繊維を含む食品を意識して食事に加えましょう。**一方、白い主食は食べすぎないよう、量を少なくすることです。胃腸の消化吸収能力を超えて白い主食を食べすぎると、酸っぱいものがこみ上げ、胸がむかむかしますが、胃酸が逆流している表れです。こうした症状が出るのは、白い主食の食べすぎを知らせる胃腸からのSOSなのです。

白い主食で腸はクタクタに疲れる

8 50歳をすぎたら糖質を控えて腸をいたわろう

人生100年時代、長い人生をイキイキと自分らしく生きていくのか、それとも疲れやすく老化した心身で生きることになるのか——。

私は「主食のとり方」がそれを決める大きな要素であると考えています。

それほど、主食のとり方には注意が必要です。なぜなら、人とは2種類のエネルギー生成系を使って活動する生物だからです。私たちの身体は2つのエンジンを使って動くハイブリッドエンジンを搭載していると考えるとわかりやすいでしょう。

1つが「解糖エンジン」。もう1つが「ミトコンドリアエンジン」です。

なぜ、人はハイブリッドエンジンを持つようになったのでしょう。その答えを知るには、生物の進化史をたどる必要があります。地球上に初めて生物が誕生したのは、酸素のない地球でした。そのときの生物は、酸素を使わずに糖を原料とし、「解糖」という化学反応を用いてエネルギーを産生していました。これが解糖エンジンの始まりです。

そのうち地球上に酸素が増えていきました。原始生物にとって、酸素は自らを酸化させる危険な物質ですが、酸素を利用すれば膨大なエネルギーをつくり出すこともできます。やがて、酸素を利用してエネルギーを産生する新たな細菌が生まれます。それが「アルファ・プロテオ細菌」です。また、原始生物のなかからアルファ・プロテオ細菌を自分の身体にとり込み、ミトコンドリアにしたものが誕生します。

ミトコンドリアを得たことで膨大なエネルギーを持続的につくり出せるようになった生物は、細胞分裂をくり返し、さまざまに進化していったのです。ミトコンドリアとは、細胞のなかに存在する小器官で、1つの細胞内に数百から数千個も存在します。

先ほど、ブドウ糖はエネルギー産生のスターターだとお話ししました。ブドウ糖が使われるのは、解糖エンジンです。

解糖エンジンの特徴は、急なエネルギー需要が生じたときにブドウ糖を利用し、瞬時に2ATPをつくり出せることです。ただし、1つのブドウ糖からは2ATPしか産生できません。瞬発力には長けていますが、エネルギー効率の悪いエンジンなのです。

なお、解糖エンジンによって2ATPがつくられる際、同時にピルビン酸が2分子つくられます。このピルビン酸がミトコンドリア内部に運ばれると、酸素を燃焼させることで38分子ものATPが産生されます。しかも、1つの細胞内には数百から数千ものミトコンドリアが存在するのです。よって、ミトコンドリアエンジンが動くと、膨大なエネルギーを持続的に効率よくつくり出せるようになります。その際には、たくさんの酸素とビタミン、ミネラルも大量に使われることになります。

50歳以降は解糖エンジンよりミトコンドリアエンジンが大切

人の体内では、解糖エンジンもミトコンドリアエンジンも、年齢に関係なくどちらも働いています。ただ、若いときには活動的に生きていますから、解糖エンジンの瞬発力ある働きが重要になります。

しかし、人間の体質は50歳くらいの更年期を境に大きく変わります。細胞や臓器の老化、ホルモン分泌の減少などが起こり、人によっては気力の減退や体調悪化など、更年期症状を起こすこともあります。それにともない筋肉細胞や生殖機能も衰えていきます。

そうした老化しがちな心身を活動的に動かすには、燃費の悪い解糖エンジンではなく、燃費効率のよいミトコンドリアエンジンに主体を切り替えるほうがよいのです。

つまり、元気に長生きするためには、50歳以降はミトコンドリアエンジンを中心に働かせることが重要。そのためには、原始的で多量のブドウ糖を使う解糖エンジンの働きを抑える必要があります。だからこそ、ブドウ糖を多く含む主食中心の食事は改めることが大切なのです。50歳以降もブドウ糖を必要以上にとり続けていると、腸が疲弊するだけではなく、体内が糖質過多になって解糖エンジンが動きすぎ、それによってミトコンドリアエンジンの働きが鈍ります。ミトコンドリアの数も減ります。結果、エネルギーの産生効率が悪くなるのです。

人間は「ハイブリッドエンジン」を搭載している

9 間食にあまいものを食べ続けると怒りっぽくなる

最近、ビジネスパーソンの間で、ラムネ菓子が静かなブームになっているとの記事を読みました。ラムネ菓子はブドウ糖90パーセントからできているので、仕事中に食べると集中力が高まるなどと、口コミで広がったそうです。

なぜブドウ糖をとると、脳の働きがよくなったように感じるのでしょうか。

脳は腸と同じく、エネルギー要求度のとても高い臓器です。そのため、ふだんはミトコンドリアエンジンのエネルギー産生に頼っています。脳がエネルギーとして糖を必要とするのは、とっさの判断やストレス時の反応など、瞬発的な活動で解糖エンジンを使うためです。したがって、現代社会のようにストレスフルな状況にあると、脳はたえず糖を欲するようになります。疲労を感じる際にも脳は糖を欲します。

私はストレスと免疫の研究もしていますが、ストレスにさらされると、脳はすぐ目の前の快楽に飛びつくようです。

このことを私たちは、ネズミを使って研究しました。ネズミにストレスを与えると、一種の逃避行動として食べすぎることがわかりました。脳は「自分の報酬系を活性化させる」ため、食欲を満たす行動を起こさせるのです。

欲求が満たされ、あるいは欲求が満たされるとわかっている場合、人間や動物の脳は報酬系と呼ばれる部分が活性化し、「快」の感覚を与えられることがわかっています。たとえば、「おいしい」という感覚を得ると、脳内でセロトニンやドーパミンなどのホルモンが増えて快楽中枢が刺激され、脳が幸福感を覚えます。その幸福感を得るため、脳は再びおいしさを求めます。これが「脳が自分の報酬系を活性化させる」ということです。

脳が「自分の報酬系を活性化させたい」とする欲求は、とても強力です。その欲求が満足させられたとき、脳は強い幸福感を覚えます。

とくに、ラムネ菓子などあまみの強いものにはブドウ糖が多く含まれますし、消化吸収も速やかです。それによって、脳の解糖エンジンが一気に動き、エネルギーを瞬発的に得ることで、脳は満足感を得やすい、というしくみなのです。

なぜ、人はキレたりイライラしたりするのか

しかし、その効果は一時的です。解糖エンジンには持続力がないからです。

しかも、逆効果になることも起こります。岩手大学の大沢博名誉教授は、近年多く見られる**青少年の凶悪犯罪は、糖依存の食生活からくる低血糖が要因の1つ**であると述べています。

ブドウ糖の消化吸収のスピードは、あらゆる栄養素のなかで一番早く、お菓子や白い主食など、ブドウ糖やデンプン、ショ糖（砂糖）などを主成分とする食べ物ばかりを摂取すると、血糖値（血液中のブドウ糖の量）が急激に上がります。

ただし身体には、「恒常性」といって、体内環境を一定に保とうとする働きがあります。血糖値の急上昇は、身体にとっては異常事態です。そこで血糖値が急上昇すると、今度

は血糖値を下げるホルモンがすかさず分泌されます。高血糖の状態が急激につくり出されれば、そのぶん、血糖値を下げるホルモン（インスリン）の分泌量も一気に増え、血糖値は低くなります。

しかし、血液中のブドウ糖が著しく減ってしまうことは、脳にとって大きなストレスです。それによって、イライラしたり、不安感が増し、精神的に不安定になります。

このとき、糖質をとれば再び血糖値がはね上がります。それによって、脳は満足し、精神は落ち着きをとり戻します。

しかし、再びすぐに低血糖の状態に陥ります。これをくり返すことによって、人の精神状態は乱れやすくなります。怒りっぽくて、ちょっとのことでキレてしまう不安定な状態がつくり出されるのです。

糖依存に陥っている子どもや若者は、すぐにジュースやあまいお菓子を欲します。低血糖の状態から抜け出すため、血糖値を上げようとするのです。そうすれば、脳を一時的に安定した状態に保てるからです。しかし、低血糖時に都合よく糖の補給をできないと、どうなるでしょうか。脳はストレスを解消できず、爆発します。「なんでそんなに怒るの?」と周囲を驚かせるほどキレたり、イライラをぶちまけたりするのです。最悪の場合、凶悪犯罪を起こしてしまうこともあると、大沢名誉教授は分析しています。

さらに、オーストラリアにある、モナッシュ大学の神経内分泌学者ゼーン・アンドリュース博士は、人間の脳のなかにある食欲をコントロールする細胞は、糖質のとりすぎによって劣化する傾向にあり、それが肥満になる原因だとも述べています。

アンドリュース博士は、食後、フリーラジカルによって食欲を抑える脳細胞が攻撃されることを発見しました。フリーラジカルとは体内に発生する目に見えないガスで、酸化力の強い物質です。その酸化力が細胞を劣化させ、老化に追い込みます。この作用は、白い主食や砂糖の豊富な食事でより顕著だったとのことです。

つまり、白い主食や砂糖をより多く摂取することによって、食欲をコントロールする脳細胞が傷つき、腸の消化能力などおかまいなしに、より多く食べるようになるというのです。また、満腹感も得にくくなります。

この状態は加齢とともに起こりやすくなります。それが、歳とともに太りやすくなる一因だとアンドリュース博士は言います。

ここ数十年の私たちの食生活はどんどん糖質に偏ったものになっています。脳を素早く満足させられる糖質の多い食事、間食などがかえって怒りっぽい精神状態をつくり出し、脳細胞を傷つけ、身体を太らせることになるのです。

主食やあまいお菓子の食べすぎは脳を劣化させる

10 「ベジタブルファースト」の習慣が血糖値の急上昇を防ぐ

血糖値の急上昇は、ミトコンドリアエンジンの働きにも悪影響を与えます。解糖エンジンとミトコンドリアエンジンは、連動しています。しかし、血糖値が一気に上昇して解糖エンジンが急激に動いてしまうと、ミトコンドリアエンジンから活性酸素が多く発生しやすくなるのです。

もともと、ミトコンドリアは、酸素を使って効率よくエネルギーを産生するという役目を持っていますが、その一方、有毒な活性酸素を発生させ、老化や細胞死を引き起こすような働きもあわせ持っています。

私たちが呼吸でとり込んだ酸素のうち、90パーセント以上はミトコンドリアでエネルギーをつくることに使われます。しかし、そのうちの0・1~0・2パーセントは活性酸素に変わってしまうのです。

活性酸素とは、酸化力の非常に強い物質です。酸化とは、サビることです。鉄が時間の経過とともに茶色に変わり、ボロボロになるのも酸化＝サビです。このサビの現象は、体内でも起こります。細胞が体内で発生した活性酸素を浴びると、細胞はもとの健全な働きができないほど酸化し、老化します。前項でフリーラジカルの話をしましたが、フリーラジカルも活性酸素の一種といえます。

ただし、活性酸素は悪いだけの物質ではありません。強い酸化力で細菌やがん細胞を排除する働きを持っています。

また、活性酸素には、がん細胞の成長を止める働きもあります。細胞は、自分が属する組織をよりよい状態に保つため、老化すると自ら死に、新しい細胞に変わります。この細胞死をアポトーシスといいます。アポトーシスは、ミトコンドリアから発生する活性酸素によってなしとげられます。

ところが、ミトコンドリアの働きがなんらかの原因で抑制されたとします。こうなると、がん細胞に有利な状況となります。がん細胞はアポトーシスを起こすことなく、制御のきかない遺伝子の働きによってどんどん増殖し、転移していくのです。反対にアポトーシスのシステムが働けば、がん細胞は増殖できずに死滅します。

つまり、活性酸素とは細胞を劣化させる原因になりますが、身体にとって不可欠な物質なのです。

では、活性酸素に悪い働きをさせないためには、どうするとよいでしょうか。

活性酸素が人体に有害になるのは、過剰に発生したときです。人体はもともと活性酸素を中和する酵素を持っていますが、人体の処理能力を超えて活性酸素が発生してしまうことがあります。こうなると活性酸素が身体中をめぐり、細胞を傷つけることになります。がん細胞は、正常細胞が活性酸素を過剰に浴びることで突然変異して発生します。さらに、細胞や組織の老化は、糖尿病や動脈硬化症、高血圧症、脳梗塞、心筋梗塞などの生活習慣病の原因にもなります。

活性酸素を過剰に発生させないためには、ミトコンドリアを円滑に働かせることが必要で、それには**解糖エンジンを過度に動かさないことが非常に重要です**。

野菜から食べれば糖質の害を減らせる

エネルギーの産生をミトコンドリアエンジン主体に切り替えることは、50歳以上の人にとって、心身ともに健康であり続けるための大切な条件です。

そのために、ぜひ実践していただきたい食事のしかたがあります。

それが「ベジタブルファースト」です。サラダなどの野菜から食べ始めるという、順番にこだわった食べ方です。野菜には食物繊維が豊富です。食物繊維には、糖質の吸収を抑える働きがあります。その野菜を最初にしっかりとることで、あとから糖質が入ってきても、血糖値の上昇をゆるやかにできます。**満腹感も得やすく、食べすぎも防げ、肥満の改善にもなり、精神的にも落ち着く食べ方**なのです。

一方、糖質そのものを制限することも大事です。

私は10年ほど前から白い主食をやめています。糖質の多いお菓子も口にしません。ミトコンドリア主体に切り替えるためです。ただ、ご飯をまったく食べないのはさびしいので、昼食時だけ五穀米を小さな茶碗に半杯ほど、食事の終わりに食べていました。

主食は、食事の最後に食べましょう。まずサラダなどの野菜を食べ、メインとなる魚や肉を食べ、最後に主食をとります。こうするだけで血糖値の上昇のしかたをゆるやかにできます。解糖エンジンの急激な稼働を防げ、活性酸素の発生も抑えられます。

なお、主食は、食物繊維をそぎ落としていない全粒穀物に替えることです。米ならば玄米や五穀米、麺ならば十割そばなどです。食物繊維が腸内細菌のとてもよいエサになり、腸内環境を良好に保つ効果も期待できます。さらに玄米や五穀米には、ミトコンドリアエンジンを円滑に動かすうえで必要になるビタミンやミネラルなども含まれます。

ただし全粒穀類とはいえ、ブドウ糖は豊富ですから食べすぎは禁物です。食物繊維やビタミン、ミネラルは、副菜からも摂取できます。そこで私は、70歳をすぎたころから全粒穀類もやめました。おかげで、私のミトコンドリアエンジンは今も良好に動いています。

主食は玄米や五穀米に切り替えよう

11 カロリー制限ダイエットより腸内フローラダイエットを

ミトコンドリアエンジンが良好に動いているかどうかは、体調と外見に表れます。

前述のとおり解糖エンジンでは、１つの細胞で２ＡＴＰというエネルギーしかつくれませんが、ミトコンドリアエンジンでは、１つのミトコンドリアから38ＡＴＰもつくり出せます。１つの細胞には、数百から数千ものミトコンドリアがありますから、ミトコンドリアエンジンを良好に動かせれば、エネルギーの産生量をどんどん増やせます。

エネルギーは、身体を動かしたり、思考したりするときに使われます。心臓や肝臓などの臓器が活動するうえでも必要ですし、細胞が生まれ変わる際にも使われます。体温調節や呼吸にも必要です。腸の消化吸収だけでも使われるエネルギーは膨大です。私たちの生命活動のすべてにおいて、エネルギーはたえず消費されているのです。

エネルギーをうまく生成できなくなると、いろいろなところに不調が表れます。わかりやすいところでは、精神状態です。イライラしやすく、怒りっぽくなったりします。「めんどう」「疲れた」とすぐ感じてしまうのも、エネルギー不足が起こす感情です。

また、肌質も悪くなります。エネルギーが肌まで十分に届かず、顔の色がくすみ、シミや小じわが増え、頬肉やあごがたるみ、黄色がかった顔色になってしまうのです。

さらに強い疲労感やめまい、頭痛、肩こり、腰痛などが起こってくることもあります。

こうしたエネルギー不足は、食事によって起こってきます。どんなにたくさん食べていても、糖質ばかりとっている人はミトコンドリアエンジンがうまく動かず、エネルギー不足になります。丼ものやラーメン、パスタ、パンなどは、ササっと食べられる手軽さが魅力なのだと思います。しかし、日常的に糖質を多量にとっていると、急上昇した血糖値が下がるたびに、身体も脳も糖質を執拗に欲するようになります。一方で使われないミトコンドリアの数はどんどん減っていきます。こうなると、エネルギーの消費効率の悪い身体になります。つまり疲れやすく、太りやすくなるということです。

しかも、過剰な糖質は脂肪になって、身体に蓄えられます。40歳をすぎたころから、若いころと同じような糖質中心の食事をしていると、どんどん太りやすくなるのは、ミトコンドリアが数を減らしていっているからとも考えられます。

カロリー制限ダイエットは身体を壊す

「糖質制限は危険だ」という人たちがいます。でも、私がおすすめするのは、白い主食やお菓子類など、血糖値を急激に上げる糖質のみを控える食事療法ですから、心配はいりません。**糖質は、根菜や果物などにも豊富ですが、これらは制限しません。**もちろん食べすぎは禁物ですが、バランスよく食べることは大切です。なぜなら、根菜や果物には、良質な食物繊維やビタミン、ミネラルが豊富だからです。腸内バランスを良好に整え、なおかつミトコンドリアエンジンを円滑に動かす栄養素が含まれています。

そうして白い主食やお菓子類などの糖質を控えているとよいことが起こります。ミトコンドリアが脂肪を燃焼してＡＴＰをつくるようになるので、体重が減ってくるのです。

ダイエットを心がけるとき、多くの人はカロリー制限をします。肉や卵なども含めとにかくカロリー値の高いものを食べないようにする、という方法ですが、これでは身体に必要な栄養が不足しやすくなります。栄養が恒常的に不足すれば、細胞や臓器の機能が低下し、病気を招く原因になってしまいます。

ダイエットを心がけるならば、**カロリーを気にするよりも、必要以上の糖質をとらないようにし、ミトコンドリアエンジンを効率よく働かせることです。**

こうすると、腸の働きもよくなってきます。腸はエネルギー供給をミトコンドリアに頼っているからです。腸の動きがよくなれば、「消化」「吸収」「免疫」「浄血」「排泄」「合成」「解毒」という7つの働きも活性化し、体内環境はますます良好に保たれます。**悪玉菌の繁殖は抑えられ、善玉菌が優位に働く腸内フローラも築かれます。**

腸内環境が健全に整ってくると心も変わります。元気がふつふつとわき出し、脳の回転もよくなって、心もポジティブになり、人生が自然と好転するようになるのです。

食事を変えれば、人生も好転する

第2章　腸をダメにする食べ物、鍛える食べ物

12 腸を鍛えれば全身が健康になる

腸の不調は、脳や心臓、肝臓など全身の不調につながっていきます。それは、腸が7つの働きを持つ臓器だからです。このうちの1つでもうまくいかなくなると、人の心身はとたんに健康を崩すことになります。しかし、腸の働きは食べ物で改善することができます。そうしたものを食べることはつまり、全身の不調を改善することにもなります。

そこでまずは、腸の7つの働きについてまとめておくことにしましょう。

・消化
食べたものは、口に入ったときから分解が始まり、腸で最小の状態に消化されます。
栄養素は最小の成分に分解されてこそ、身体に吸収されたとき、健全に働くことができます。この消化の働きを支えているのが腸内細菌です。私たちは自前の消化力だけでは栄養を十分に分解できないため、腸内細菌に頼っているのです。

・吸収

小腸は栄養素のとり込み口です。最小の状態に分解された栄養素が吸収され、血液によって全身に運ばれます。反対に、体内で必要としない栄養分や異物などはとり込まれず、体外に排泄されます。小腸が持つこの優れた選別機能は「神の手」とも呼ばれます。

・免疫

腸にはおよそ7割もの免疫細胞が集中しています。腸が、外からとり込んだ「食べ物」という異物を、消化吸収する現場だからです。食べ物と一緒に外から侵入してきた病原体が身体に入り込まないよう、門番として免疫細胞が集中しているのです。その免疫細胞を刺激し、働きを増強させているのが腸内細菌です。

・**浄血**

血液の役割は主に酸素や栄養の運搬ですが、血液に成分を選択する力はありません。腸から吸収されたものはすべて、血液が運んでいきます。腸が悪玉菌優勢の状態にあり、有毒物質が発生すれば、血液は汚れます。反対に、善玉菌優勢に腸内環境が整い、腸の7つの働きすべてが健全に行われていれば、血液はきれいな状態に保たれます。血液は身体の状態を映し出す鏡であり、きれいな血液は健康の源です。

・**排泄**

私たちの大便は、約6割が水分で、残りは腸内細菌やその死骸、はがれ落ちた腸の粘膜細胞、そして食べカスなどです。また、体内の不要物や有害物質も大便に含まれます。便秘になると、不要物や有害物質が大腸にとどまり、水分と一緒に大腸から吸収されてしまいます。しかし、腸の動きがよくなれば、大便を押し出す力が高まります。腸内細菌が数も多様性も富んだ状態にあれば、大便が大きく育ちます。便秘をしなくてすむのです。そのためには、まず食べ物が重要です。便秘に悩む人は大勢いますが、ほとんどの場合は食べ物で改善できます。

・合成

腸のなかでは、私たちが食べたものからたくさんのものが合成されています。合成の際に働くのも腸内細菌です。たとえば酵素は、人の生命の維持に欠かせない物質ですが、なかでも、食べたものを栄養素に分解する消化酵素の働きはとくに重要です。腸内細菌は、人の酵素では分解できない食物繊維などを消化する酵素をつくり出します。

また、ビタミンB群やビタミンCを合成しているのも腸内細菌です。これらのビタミンは、ミトコンドリアエンジンを動かし、幸せホルモンをつくり出し、細胞の生まれ変わりに働くなど、人の生命活動に欠かせない栄養素です。たとえそれらのビタミンを含む食物やサプリメントを摂取したところで、腸内細菌のバランスが乱れていれば、この合成力は低下し、十分な量を吸収できなくなります。

腸内細菌は、ホルモンの合成にも働いています。ホルモンとは、情報を伝達する物質のことで、身体の内外で起こった情報を各器官に伝え、それぞれの働きを誘導する物質です。ホルモンの種類はさまざまですが、腸では消化関連のホルモンがつくられています。さらに、セロトニンやドーパミンなど幸せホルモンの前駆体を脳に送り出すのも腸です。

・解毒

解毒とは、体内にたまってしまったり、外から入ってきたりした有害物質を身体の外に出すことをいいます。お酒などのアルコール、保存料などの食品添加物、汚染された大気や食品から身体に入り込む有害ミネラル、環境ホルモンをはじめとする有害化学物質、体内で不要になった老廃物、そして化学合成でつくられる薬剤なども、身体にとっては〝毒〟となります。解毒を行う臓器は、肝臓や腎臓と知られていますが、腸の働きも重要です。腸は、食べ物と一緒に入り込んできた有害物質や体内で生じた老廃物を大便と一緒に体外に出す働きを持つからです。

腸の7つの働きを知れば健康増進の手がかりをつかめる

13 ネバネバの水溶性食物繊維で悪玉菌をだまらせる

腸の7つの働きを阻害するトラブルがあります。このトラブルに見舞われると、とたんに体調が悪くなり、さまざまな病気を招きよせますから、この腸トラブルは、絶対に改善していかなければいけません。

その腸トラブルというのが、前述の「腸もれ（リーキーガット・シンドローム）」です。

腸もれとは、腸粘膜の細胞と細胞の間にできるきわめて小さな穴から、腸の内容物が体内にもれ出てしまうことをいいます。なぜ、こんな穴が腸にあくのでしょうか。

小腸の腸壁は、「絨毛《じゅうもう》」と呼ばれる小さな突起でびっしりと覆われています。その絨毛の突起の1つ1つにも、「微絨毛」という細かな突起がびっしりと生えています。

腸もれは、この微絨毛を形成する細胞と細胞の間で起こります。

小腸にすむ腸内細菌もこの微絨毛の間にいます。腸内細菌のほとんどは大腸にいるのですが、およそ2000億個の腸内細菌は小腸にいて、腸の働きを助けています。

小腸の細胞は、人体のなかでもっとも新陳代謝が活発です。新陳代謝とは、古い細胞が新しい細胞に入れ替わることを指しますが、小腸のそのスピードは、わずか1日といわれます。人が生まれてから死ぬまで休むことなく働き続ける小腸は、新陳代謝をどんどん行い、新旧の細胞を入れ替えることで、機能を保っているのです。

この新陳代謝の働きを助けるのが、腸内細菌です。そのサポート力は、腸内フローラが善玉菌優勢に整っているときに強化されます。反対に、腸内バランスが乱れ、悪玉菌優勢になってしまうと、弱まってしまいます。こうなると、新旧の細胞の入れ替わりがうまくいかず、細胞間の連結がゆるみ、わずかなすき間があくようになってしまうのです。

ほかにも、腸もれの原因はあります。それは、私たちの文化的な生活にあります。今、私たちは日々の生活で「腸が嫌がること」や「腸を弱らせること」ばかりを行っているのです。

その第一が、糖質ばかりが多くて、食物繊維の少ない食生活です。着色料や香料、乳化剤、増粘剤、ｐＨ調整剤など化学合成された食品添加物を多く含む加工食品も、腸の粘膜にダメージを与えます。とくに、保存料や日持ち向上剤などが腸に頻繁に入るようになると、腸内細菌は数を減らします。それらの薬剤には細胞の増殖を止める働きがあるからです。保存料を含む加工食品を頻繁に食べる人は便が小さくて臭く、便秘がちであることがわかっています。腸内細菌の働きが阻害され、悪玉菌優勢になってしまうためです。

残留農薬野菜や遺伝子組み換え食品の摂取、

水溶性食物繊維をとって腸もれを防ごう

海藻類	モズク、ワカメ、メカブ、ヒジキ、昆布など
キノコ類	シイタケ、マイタケ、エノキ、ナメコ、シメジ、エリンギなど
野菜類	オクラ、ヤマイモ、納豆、インゲン豆、ニンニク、エシャロット、明日葉、モロヘイヤ、ゴボウ、キャベツ、芽キャベツ、コンニャク、切り干し大根、かんぴょう、寒天など
果実類	アボカド、ユズ、リンゴ、プルーン、イチジクなど

（参考：『「腸もれ」があなたを壊す！』藤田紘一郎著、永岡書店刊）

緊張やストレスの絶えない日常生活なども、腸の細胞を弱らせます。さらに、除菌剤や抗菌剤などの日常的な使用も、腸内細菌に悪影響を与えます。

いずれも、現在の日本人の生活に深く入り込んでいるものばかりです。こうした要因に日々さらされ続けることは、腸を疲れさせ、小腸の粘膜細胞の連結をゆるめて、細かな穴をあけることになるのです。

日和見菌7、善玉菌2、悪玉菌1が理想の比率

では、どうすれば腸もれを改善できるでしょうか。

腸内細菌のサポート力を強化することです。

それには、水溶性食物繊維が大事です。水溶性食物繊維には、腸内環境を整える働きがあります。腸内細菌のとてもよいエサになるのです。

水溶性食物繊維は、腸内細菌のバランスを良好に整えます。理想のバランスは「**日和見菌7、善玉菌2、悪玉菌1**」とされています。水溶性食物繊維をしっかりとる食生活

を基本としていると、理想のバランスに整いやすくなります。

水溶性食物繊維は、悪玉菌のエサにもなります。悪玉菌も、水溶性食物繊維が大好物で、これをエサとしていると、悪玉菌が異常に増えることはありません。善玉菌と悪玉菌は、腸内でたえず勢力争いをくり広げています。そこに水溶性食物繊維が入ってくると、悪玉菌はおとなしくなり、善玉菌優勢の腸内環境がおのずと築かれていくのです。

水溶性食物繊維は、海藻類やキノコ類、納豆やオクラなどのネバネバ食材に豊富です。

海藻やキノコ、ネバネバ食材が腸もれに効く

14 毎日食前にキャベツを食べて「善玉菌」「ヤセ菌」を増やす

「悪玉菌って、病気を起こす悪い菌よね」と思っている人は多いでしょうがそんなことはないのです。悪玉菌もあなたの免疫システムに生存を許された菌たちです。免疫システムは、病気を起こす敵に対してはただちに排除に働きます。悪玉菌が排除されず腸内に生息しているのは、免疫システムに「いてもよい」と許されているからです。

では、悪玉菌は、腸のなかでどんな働きをしているのでしょうか。

悪玉菌には、免疫細胞を刺激する作用があります。

腸には人体の約7割の免疫細胞が集まっています。免疫細胞には、いくつもの種類があり、種類によって役割も違います。それらが1つのチームとなって、外から侵入してくる病原体や、体内で発生するがん細胞などを日々退治します。

ただ、外からの侵入者が少ないと、免疫細胞たちはヒマになり、怠けてしまいます。それでは、いざ病原性の強い微生物が侵入してきたとき、力を発揮できません。そこで免疫細胞たちは、日ごろから腸の悪玉菌たちとの闘いに備えています。**悪玉菌がまったくいないと免疫もまた育たないのです**。

また、悪玉菌の代表である大腸菌は、外から病原体が侵入してきたとき、真っ先に排除に動きます。まるで腸の番兵役です。食物繊維を分解して、ビタミン類の合成にも働きます。悪玉菌がいなくては、免疫力も腸の安全も守られないのです。

しかし、悪玉菌の力が強くなり、腸内フローラで優勢になると、話は違ってきます。悪玉菌は腸の内容物を腐敗させ、有毒なガスを発生させます。そのガスは腸の粘膜細胞を傷つけて、腸もれの原因になります。それが全身をめぐれば、体細胞を傷つけ、がん細胞を生み出すことにもなってしまうのです。

悪玉菌の繁殖力を高めさせてはいけません。ほどよい数だけ生息してもらうためには、水溶性食物繊維が必要です。**水溶性の食物繊維**には、水に溶けるとドロドロのゲル状になる性質があります。腸内細菌はゲル状になった食物繊維が大好物。前述したように、悪玉菌はこれをエサにしていると、異常繁殖しなくなります。

一方、不溶性の食物繊維も、腸の働きに重要です。

不溶性の食物繊維は、繊維質が硬く水に溶けることはありません。でも、水を吸収すると大きく膨張し、その丈夫な繊維が腸内にある不要物をからめとりながら、腸のなかをきれいにしてくれます。大きな大便をつくり、外に出してくれるのです。

小腸のなかには約1000億個、大腸のなかには約100兆個もの腸内細菌がいます。この数は、食事や生活習慣が悪いと少なくなりますが、健康な腸内ではだいたい一定に保たれていると考えられます。水溶性の食物繊維を食べて腸内細菌が増えすぎてしまっても、余剰分の細菌やその死がいを不溶性食物繊維がからめとりながら大便にしてくれるからです。

腸内環境を整えるためには、毎日の食事で**水溶性食物繊維と不溶性食物繊維をバランスよくとることが大事**です。

「食物繊維をバランスよくとりましょう」というと、「なんだか大変そう」と感じる人も多いようですが、大丈夫です。簡単に実践する方法があります。

それはキャベツを食べることです。**キャベツには、水溶性食物繊維と不溶性食物繊維がバランスよく含まれます**。

しかも、キャベツは抗酸化作用が強く、活性酸素を中和する働きがあります。活性酸素は、現代人に多いがんや生活習慣病をつくり出しますし、腸の粘膜細胞を劣化させ、腸もれを起こす一因にもなっています。その活性酸素を消す働きが強いのです。

２０１６年、アメリカ国立がん研究センターの予防研究グループは、キャベツなどのアブラナ科野菜摂取と、全死亡および疾患別死亡の関連を調べた結果を論文で発表しています。それによると、アブラナ科摂取が一番多いグループの死亡リスクは、一番少ないグループと比較して、男性は14％、女性は11％低くなっていたとのことです。アブラナ科野菜にはイソチオシアネートや抗酸化性ビタミンなどが多く含まれるため、それが作用して死亡リスクを下げているのかもしれません。

さらに、キャベツはビタミンＵという特有の栄養素を持ちます。「キャベジン」という有名な胃腸薬がありますが、その有効成分がビタミンＵです。キャベツのしぼり汁から発見されたこの栄養素には、潰瘍を抑える作用があるとわかっています。胃酸の分泌を抑えるとともに、炎症の生じている胃腸の粘膜の修復を助ける働きがあるのです。そのため、キャベツを毎日食べることは、胃潰瘍や十二指腸潰瘍の予防にもなります。

免疫細胞の働きを活性化する作用を持つビタミンCも豊富です。ビタミンCは抗酸化作用にも優れるため、老化予防や疲労回復にも大事な栄養素です。**ちなみに、1日に身体が欲するビタミンCは、キャベツの葉4枚を食べることで摂取できます。**

さらに、「止血ビタミン」とも呼ばれるビタミンKも持ちます。

キャベツの葉は1枚がだいたい50グラムです。千切りにしたり、ざっくりちぎって生味噌をつけたりして、毎日2~4枚、食事の前に食べましょう。千切りにしたキャベツを酢で漬ける「酢キャベツ」はとくにおすすめです。毎日キャベツを食べる習慣を持つだけで、腸内環境を整え、腸もれを改善していくことができるのです。

キャベツはがん予防にも効果的

15 つくりおき「骨のスープ」で腸の穴をふさげ

アメリカで『Eat Dirt』（ジョシュ・アックス著）という本がベストセラーになりました。直訳すると「土を食べなさい」。土には1グラム中、数億個もの微生物がいます。土のなかの微生物は地球上の生き物にとって不可欠です。あらゆるものを分解して、自然界の物質の循環をになってくれています。

腸内細菌のほとんども土壌菌の仲間です。土壌菌は土だけでなく、人の生活環境のいたるところにすんでいます。乳酸菌も土壌菌の仲間です。赤ちゃんのころ、私たちは身の回りのものをペロペロなめ、多くの土壌菌を腸にすまわせました。それが腸内フローラの土台になっています。土を食べるような「キタナイ生活」こそが腸内フローラの活性化に役立つ、とジョシュ・アックス氏は語っているのです。

今、アメリカでも日本でも、除菌、抗菌に熱心になっている一方、腸内環境を整えることをせず、腸を傷つけるものばかり食べる人が多くなりました。ストレスの多い生活を送って悪玉菌を増やし放題にしているのに、腸にとって必要な栄養をとらずにいる人も大勢います。『Eat Dirt』では、そうした現代的な食と生活が、不調や多くの病気の原因になっているとして、生活の問題点と食事の改善点を深く追求しています。この本は日本では『すべての不調をなくしたければ除菌はやめなさい』(文響社刊、藤田紘一郎監訳)という書名で出版されています。

その本には、腸もれこそが現代人に起こる病気の諸悪の根源とも記されており、腸もれを改善する食事として「**骨のスープ**」が紹介されています。**鶏や豚、牛、羊、魚などの骨や骨髄をコトコト煮出したスープには、腸の細かな穴をふさぐ作用がある**のです。

腸もれを治しダイエットにも効く

鶏の手羽やローストチキン、骨つき肉であるスペアリブ。おいしいけれども骨が邪魔で食べにくいな、と思ったりします。でも、骨や軟骨、骨周辺の肉は、健康作用の高い成分がたっぷり。骨が出たら、ぜひ骨のスープをつくってください。骨や骨髄を煮込むと、コラーゲンやプロリン、グリシン、グルタミンなどの栄養素が出てきます。わが家では骨つき肉を買ってきて、肉を食べたあとの骨を集めてスープをつくっています。

コラーゲンとは、体内の全たんぱく質の約30パーセントを占め、皮膚や骨、血管などをつくる主成分です。人の体をつくるたんぱく質は、20種類のアミノ酸から構成されていて、プロリン、グリシンはコラーゲンの主成分となるアミノ酸です。グルタミンは、体内でもっとも豊富なアミノ酸で、筋肉中に多く存在し、エネルギーの代謝に働いています。

さらに、骨のスープには、コンドロイチンやグルコサミンも含まれます。これらは軟骨の成分であり、関節の炎症や痛みを軽くする作用があると知られています。

こうした栄養素を含む**骨のスープには、腸粘膜の修復を助け、なおかつ、腸もれが体内に起こす炎症を改善する効果を期待できる**のです。

中医美容学博士で『世界一の養生ごはん』（小学館）の著者・楊さちこさんは、香港が長生きなのは、１日１回は骨からとったスープを食べるからだと述べています。香港は、男女とも２０１５年から3年連続世界一の長寿国です。

『魔法のスープ ボーンブロスでやせる 間ファスダイエット』（主婦の友社）の著者で医師の鈴木功先生によれば、骨のスープ（ボーンブロス）を飲むことはダイエットに効果があり、体調も改善されると記しています。２０１５年のブラジルでの研究では、グルタミンを毎日とることで、「ヤセ菌」と呼ばれる腸内細菌の割合が増えたと報告されたとのことです。

骨のスープは、骨をたっぷりのお湯でコトコトと数時間煮出し、アクをとればよいだけの簡単料理です。月桂樹の葉を数枚入れておくと、香りよくしあがります。その黄金色のスープを1回分ずつ小鍋に入れて、お好みの野菜と味つけで調理すれば、腸の健康によく、おいしい一品になります。

なお、豚や鶏の骨をとても安価で扱う精肉店やスーパーもあります。そうした骨を活用すると、大きな鍋を使って一度にたくさんの骨のスープをつくれて便利です。

骨のスープで腸の穴を予防する

16 パンや麺、お菓子が腸に穴をあける

腸の働きをよくするためには、よい栄養を与えることも大事ですが、腸をダメにするものをとり除くことも重要です。その1つがグルテンです。

グルテンは、小麦や大麦、ライムギなどの麦類に含まれるたんぱく質の1つです。小麦粉に水を含ませてこねるとモチモチするのは、グルテンの働きによるものです。お菓子やパンなどがフワフワに膨らむのも、グルテンの作用です。**このグルテンが腸もれを起こす1つの原因になっている**ことがわかってきています。

とくに問題となるのが、小麦粉です。パンやうどん、ラーメン、パスタなどのほか、小麦粉を使ったお菓子を毎日のように食べている人は多いでしょう。安価なうえおいしく、気軽に食べられるのがよいところです。

しかし、私たちが食べている小麦の多くは、昔の小麦とは違い、さまざまな改良が加えられ、グルテンや糖質の量が多い穀類に変わっています。しかも、大量に収穫できるよう品種改良もされています。結果、おいしくて安価な小麦粉製品が大量に流通するようになりましたが、それによって、腸もれを起こす人も多くなってしまったのです。

なぜ、グルテンが腸に悪影響を与えるのでしょうか。

グルテンに含まれるグリアジンというたんぱく質は、小腸のなかで「ゾヌリン」という物質を放出させる作用があります。このゾヌリンの濃度が小腸のなかで高まると、粘膜細胞の結合部分がゆるみ、細胞の間にすき間があきやすくなるのです。

消化とは、「異物」を「自己」に変える作業

ゾヌリンがあける腸の穴は、目に見えないほど小さなものですが、その影響が大きくなれば、未消化の栄養素を通過させてしまうだけの深刻な害を与えることになります。

腸が行う消化と吸収とは、身体に必要な栄養素をとり込むための重要な作業です。一

方で、免疫としての働きもあります。消化とは免疫にとっての「異物」を「自己」に変える作業であり、吸収とは安全で必要なものを選んで体内にとり込む作業です。

腸もれが起こると、この消化と吸収が十分に行えなくなってしまうのです。

私たちが食べたものは、免疫にとっては「異物」です。免疫は、人体の構成成分でないものを「異物」と判断します。「異物」はすべて攻撃の対象となります。そこで腸では、食べ物を体内の構成成分と同じ最小の成分に分解します。その成分は、免疫にとって「自己」と判断され、受け入れられます。これが「消化」の働きです。

小腸の腸壁には、絨毛という突起がびっしりとあり、その絨毛の表面はさらに細かな微絨毛で覆われていることは、すでにお話ししました。腸内で最小の成分にまで分解され、免疫にとっても「自己」となった栄養素は、微絨毛の表面から吸収されます。

吸収は無秩序に行われるわけではありません。ブドウ糖、アミノ酸、ペプチド、ビタミン、ミネラルなどの栄養素は、それぞれ専用のとり入れ口から積極的に吸収されます。この各栄養分の専用とり入れ口を「トランスポーター」といいます。水でさえ、専用のトランスポーターがあるのです。

反対に、身体で必要としない栄養素や腸内細菌、外から侵入してきた異物などは、トランスポーターに受け入れられず、シャットアウトされます。このすばらしい選別機能を「神の手」というのです。「神の手」が働くからこそ私たちの身体は守られるのです。

しかし、腸に細かな穴があいてしまうと、残念なことに、「神の手」は十分な能力を発揮できません。細胞のすき間から、本来侵入してほしくないものまで体内に侵入できてしまうからです。

そのすき間を通れる大きさの異物たちは、腸から体内に入り込み、血液に流れていきます。異物は、免疫の攻撃対象になります。攻撃が起これば、少なからず炎症が生じます。それによって細胞や組織の劣化が起こり、多くの病気や不調が生じてしまうのです。

こうした生命にかかわる大問題を、ゾヌリンはつくり出します。そのゾヌリンは、小麦粉食品をとることで、腸のなかで多く産生されることになるのです。

パンや麺、お菓子はなるべく控えよう

17 小麦粉は週1〜2回にして「腸もれ」を予防する

近年、患者数を急増させている食物アレルギーも、腸もれから起こる病気と考えられています。

腸もれによって体内に入り込むもののなかには、未消化のたんぱく質があります。すべての食べ物にはたんぱく質が含まれますが、それは人間の持つたんぱく質とは異なるもので、免疫システムは攻撃すべき異物と判断します。

通常、たんぱく質は腸でアミノ酸に分解されてから吸収されますが、腸に穴があいていると、未消化のたんぱく質が血液中に入り込んでしまうのです。

すると、免疫システムはそのたんぱく質を攻撃するための「抗体」をつくり出します。抗体は、異物を倒すための武器です。抗体がつくられると、そのたんぱく質が血液中に流れ込むたびに攻撃がくり返されます。悪化すれば、そのたんぱく質を含む食べ物を口に入れたとたん、免疫システムが過剰に反応し、アレルギー症状が引き起こされることになります。

世界一のアスリートを悩ませたグルテン不耐症

食物アレルギーには、「即時型」と「遅延型」とがあります。

即時型は、アレルゲン（アレルギーの原因になる物質）に接触すると、ただちに症状が表れるタイプです。食物アレルギーというと、即時型のイメージを持つ人が多いでしょう。アレルゲンを含む食べ物をほんの少し口に入れただけで、目や鼻、のど、肺、皮膚、腸などさまざまな場所の粘膜に激烈な症状を起こします。即時型の食物アレルギーの危険性は、アナフィラキシーショックを起こすことにあります。生命にかかわる全身症状が急激に表れ、血圧の低下や意識喪失を起こし、命を落とすことさえあります。

一方の遅延型は、アレルゲンと接触してから6～24時間もたってから症状が表れます。

このとき生じる症状はさまざまです。多いものでは、めまいや頭痛、疲労感、倦怠感、下痢、吐き気、目のかわき、口内炎、肌荒れ、ニキビなどの身体的な変化から、イライラや憂うつ感、情緒不安定などの精神的不調にまでおよびます。

遅延型は、食後しばらくしてこうした症状が表れるので、本人も食べ物から起こっているとはわかりにくいことが難点です。理由もわからず、こうした症状がたびたび起こってくるようなことがあれば、遅延型の食物アレルギーを疑い、１日前までさかのぼって食事の内容をよく観察してみることです。

アレルゲンは、好物や頻繁に食べているもののなかによく隠れています。なお、血液検査でアレルゲンを調べることもできます。

こうした食物アレルギーの根底に、腸もれがあるのです。

世界的に有名なテニス・プレーヤーのノバク・ジョコビッチ選手が、**グルテン不耐症**であることは有名です。これはグルテンが原因で起こる遅延型の食物アレルギーです。

この病気になると、グルテンが入ってくると身体が敏感に反応し、胃痛や胃けいれん、腹痛、下痢、便秘などを起こすようになります。また、その影響は脳にもおよび、頭に霧がかかったようにぼうっとして集中力を欠く状態になり、これを「脳の霧」と呼びます。

免疫が自分の組織を攻撃する

グルテンは腸もれを起こす原因物質の1つですが、自己免疫疾患を引き起こす危険性も指摘されています。

自己免疫疾患とは、自分自身の正常な細胞や組織に対して、免疫システムが過剰に反応して攻撃してしまう病気です。アレルギーは、外から侵入した、本来は人体に無害な異物に免疫システムが攻撃をしかけてしまう疾患です。これに対して、自己免疫疾患は、免疫が自分の身体を攻撃をしてしまうのです。

グルテンが起こす自己免疫疾患に、セリアック病があります。グルテンは、人間が本来持っているたんぱく質と構造がよく似ています。そのため、グルテンの抗体がつくられてしまうと、免疫システムが誤って、身体の組織に攻撃をしかけるようになってしまうことがあるのです。セリアック病はここから生じます。

セリアック病の場合、免疫が攻撃するのは小腸の粘膜です。小腸粘膜が損傷して栄養が吸収できなくなり、栄養失調を引き起こすのです。腹痛や下痢、便秘などをくり返すのも主な症状の１つです。うつ病やＡＤＨＤ（注意欠陥・多動性障害）などへの関与も疑われます。小麦粉を主食とするアメリカでは、１３０人以上に１人の割合で起こっていると予測されています。ただ、本人がセリアック病と気づいていない人も含めれば、その数はさらに多くなるでしょう。

食物アレルギーも自己免疫疾患も、発症したら原因物質を生活から一掃することが一番の治療法になります。これは大変なこと。できるならば予防し、発症させないことがベストです。そのためには、腸もれの原因の１つとなるグルテンの摂取をまずは控えましょう。腸もれを起こしていない人でも、グルテン摂取は１週間に１～２回程度までに抑えたいものです。

食物アレルギーの原因も「腸もれ」にあり

18 冷蔵庫の加工調味料を一掃しよう

私たちの身体は自然の一部です。腸は、約200種100兆個もの細菌がすむ大自然です。皮膚には約1000億、口のなかには約1兆、胃にも約1000万個もの細菌がいます。鼻のなかや耳の穴、肛門、性器にもたくさんの菌たちがいます。

その様子をアメリカの国立衛生研究所は、「**各身体部位には、アマゾンの熱帯雨林とサハラ砂漠に匹敵するほど、多様な微生物群が生息している可能性がある**」と伝えています。

自然は、不自然なものによって破壊されます。文明を築いた私たち人間は、自分たちの生活を便利にするために、自然に反する多くのものを生み出しました。それが自然環境を破壊し続けていることは、みなさんもご存じのとおりです。

では、私たちの身体に息づく大自然はどうでしょうか。自然環境と同じです。腸や腸内フローラという大自然もまた、不自然な物質が入ってくることによって害されるのです。**その不自然な物質の代表が、食品添加物**です。

今、日本では、およそ4500品目以上の食品添加物が使用を許されています。そのなかには、日本人が古来より使ってきた天然の成分もあります。たとえば、豆腐をつくる際に使われるにがりもその1つです。

しかし、食品添加物の大半は化学合成されたり、自然界にはない姿に変えられたりして製造されています。腸という自然界において、非常に不自然な物質なのです。また、天然由来のものであっても、小麦粉に含まれるグルテンや、乳製品に含まれるカゼインなど、アレルギーを引き起こすたんぱく質が原料として使われている添加物もあります。

食品添加物の種類は、保存剤や日持ち向上剤、pH調整、甘味料、着色料、発色剤、香料、安定剤、乳化剤、増粘剤などさまざまです。これらを使えば、食品の保存期間は大きくのび、時間がたっても見た目もきれいで、お湯を注ぐだけ、電子レンジでチンするだけで食べられる食品がつくれます。食品メーカーにとっても、消費者にとっても、非常に便利な加工食品を製造できるのです。

私は以前、こんな実験をしたことがあります。500ミリリットルのペットボトルのなかに砂糖を半分入れ、水に溶かしました。ひと口飲んでみます。あますぎて飲めたものではありません。そこに、ほんの少量の香料を加えました。すると、香りがよく後味もすっきりしたおいしいドリンクに変わったのです。多くの清涼飲料水は、大量の人工甘味料と香料でつくられています。現代人のストレスの多い脳にあまいものを求めさせ、香料で飲みやすさをつくると、「おいしい」とリピーターが増えるのです。

今や身の回りにはそうした不自然な加工食品があふれていますが、これらのなかには腸内細菌の繁殖を抑え込むものや、腸の粘膜を損傷するものもあり、私たちの体内の自然を壊します。ですから、できる限り排除することです。100パーセントの排除は難しくても、半分ならば意識しだいで簡単です。加工食品をただ食べなければよいだけです。それによって、破壊される自然は半分になります。

手始めに、加工調味料の排除からスタートしてみましょう。調味料は手づくりの安全なものに置き換えることが簡単な食品だからです。

市販のドレッシングやマヨネーズ、ケチャップ、ソース、焼き肉のタレ、ポン酢など、冷蔵庫を陣どるこれらの原材料欄を見てください。いくつかの原料のあとのほうに、見ただけでは現物をイメージできない名称が出てきます。それが食品添加物です。

ドレッシングやマヨネーズで食べていたものは、塩とコショウと亜麻仁油などに置き換えましょう。ケチャップやソースは、しょう油にすればよいのです。焼き肉のタレは、すり下ろしたニンニクとショウガ、しょう油を混ぜれば簡単につくれます。ポン酢は、酢としょう油を混ぜればよいだけです。なお、しょう油を選ぶ際は、大豆と小麦と食塩、この3つからつくられているものを選ぶことです。これはすべての食品を選ぶ際のポイントに通じますが、**イメージできない原材料名が記載された加工食品は購入しない**ことです。こうした意識を持つだけでも、腸に不自然な物質を入れることを防げるのです。

加工調味料は塩、しょう油、酢などに置き換える

19 食物繊維とオリゴ糖で「大腸のエネルギー源」をつくろう

腸の働きをよくするために、大事な成分があります。それは、「**短鎖脂肪酸**」です。短鎖脂肪酸は、腸内細菌が食物繊維やオリゴ糖を大腸で分解（発酵）することによってつくり出される成分です。この短鎖脂肪酸が、大腸の働きにおいて重要な役割をになっているのです。腸壁の粘膜細胞が働くためのエネルギー源となるからです。

腸のあらゆる働きは、「蠕動運動《ぜんどう》」と「粘液分泌」によって支えられています。蠕動運動とは、「縮んではゆるむ」をくり返して、内容物を先へ先へと送り出す働きのこと。私たちが食べたものは、小腸から大腸に進む過程で必要な栄養素が吸収され、不要な物質は大便となって外に出されます。この働きを支えているのが、蠕動運動です。

腸を流れる内容物は、小腸内ではドロドロしていたものが、大腸を進むにつれて固形化されて大便となります。そのとき、大便が大腸の細胞を傷つけずにスムーズに動けるよう、大腸壁からは粘液が分泌されます。粘液で大便をコーティングし、腸内をスムーズに動けるようにするのです。

大腸のこの大事な２つの働きをサポートしているのが、短鎖脂肪酸です。**大腸は短鎖脂肪酸をエネルギー源にし、蠕動運動と粘液分泌を行いつつ、腸壁を守っているのです。**腸もれを起こす腸壁の穴を修復してくれるのも短鎖脂肪酸です。腸のなかで、短鎖脂肪酸が十分に生産されていると、腸壁から粘液がよく分泌されます。それによって、粘膜の修復や保護が行われ、バリア機能を高められるのです。

この短鎖脂肪酸をつくっているのが腸内細菌です。私たち人間は、腸のなかで食物繊維やオリゴ糖を消化できません。そこで、これらをエサにする細菌を大腸にすまわせることで短鎖脂肪酸を得る、という合理的なしくみになっているのです。

家の柱を食べてしまう白アリも、木の繊維を消化する酵素を持っていません。白アリの腸内細菌が消化しているのです。パンダも笹を消化する酵素を持っておらず、パンダの腸内細菌が消化しています。私たち人も同じです。腸の働きに不可欠な短鎖脂肪酸は、腸にすまわせている細菌がつくり出してくれているのです。

短鎖脂肪酸は肥満も防いでくれる

短鎖脂肪酸は、酪酸、酢酸、プロピオン酸などの総称です。このうち、酪酸はバターに、酢酸はお酢などにも含まれます。ただ、食品中の短鎖脂肪酸は、すべて小腸で使われます。大腸には回ってきません。だからこそ、腸内細菌のエサになる食物繊維とオリゴ糖をとり、大腸内で短鎖脂肪酸をつくれるようにしてあげる必要があるのです。

大腸のなかで短鎖脂肪酸を十分に生産できれば、次に体内に回されます。こうなると、体内の環境も整ってきます。

短鎖脂肪酸には脂肪の蓄積を減らし、代謝を活発にする作用があります。**つまり短鎖脂肪酸には肥満を防ぐ働きもある**ということ。

また、糖尿病を改善するホルモン「インクレチン」の分泌を増やします。糖尿病の予防と改善に役立ちます。

さらに、短鎖脂肪酸は、アレルギーを抑える免疫細胞の「Ｔレグ」を増やすので、アレルギー症状も改善されます。

しかも、脳内伝達物質の１つであり、幸せホルモンと呼ばれる「セロトニン」の分泌がうながされます。幸せとは、人から与えられるものではなく、自分のなかからわき上がってくる感覚です。セロトニンの分泌量が増えれば、今の自分に幸せを感じる気持ちが大きくなり、思考がポジティブになります。

何より、炎症反応の調整に働きます。腸もれで起こる体内の炎症を抑えてくれるのです。これによって、がんや糖尿病、脳梗塞、心筋梗塞などの生活習慣病が予防されます。

こうした短鎖脂肪酸の大きな効能を得るには、食物繊維とオリゴ糖の適切な摂取が重要となるのです。

短鎖脂肪酸の産生量を増やそう

20 「週に1〜2回のステーキ」で新型栄養失調を回避

「新型栄養失調」という病気を知っているでしょうか。これは、たった1つの栄養素がたりないために起こってくる病気です。その栄養素とは、たんぱく質です。

私たちの身体は、成人男性の場合で、約60パーセントが水分です。この水分を除いて考えると、人体の主な成分比率は、たんぱく質が約46パーセント、脂質が約43パーセント、ミネラルが約11パーセント、糖質が約1パーセントです。

これに対し、現代的な食事の主な成分比率は、糖質が約68パーセント、たんぱく質が約16パーセント、脂質が約11パーセント、ミネラルが約5パーセントです。

人体と食事の成分比率を比べると、糖質の摂取が圧倒的に多いのに対し、たんぱく質の摂取が少なすぎることがわかります。

なぜ、たんぱく質の摂取不足が問題になるのでしょうか。

答えはカンタン。人体の約半分がたんぱく質でできているからです。私たちの健康状態を決める細胞も、生物の基本的な設計図である遺伝子も、私たちを病気と老化から守ってくれる免疫細胞もすべてたんぱく質からできています。

たんぱく質が不足しては、健康を保つことができません。ところが今、70歳以上の5人に1人が、たんぱく質不足が原因による新型栄養失調になっていると推計されています。新型栄養失調と診断された人のうち、約半数が1年後に亡くなっているという報告からも、その危険性は明らかです。

最大の原因は、肉を食べないことにあります。「肉は身体によくない」「肉食はがんを起こす」という健康情報や、「健康長寿には、日本人が古来食べてきたような粗食がよい」という情報が飛び交い、それを信じて肉を断ってしまった人たちの間で、新型栄養失調が起こってきているのです。

「コレステロールちょっと高め」が長寿の要

たしかに、肉を食べすぎれば血液がドロドロになりやすく、健康状態は悪化します。肉には、動脈硬化の危険因子となる飽和脂肪酸が多いからです。しかし、完全に食べるのをやめてしまうと、たんぱく質が不足して新型栄養失調を起こしてしまいます。

しかも、がんや認知症になりやすくなります。なぜなら人体を構成する約37兆個の細胞を形づくる細胞膜は、たんぱく質とコレステロールでできているからです。

近年の研究では「コレステロール値がちょっと高め」のほうが長生きであることがわかってきています。コレステロールは肉や卵に豊富です。「コレステロールは身体に悪い」と信じている人は少なくありませんが、これも間違い。コレステロールが不足すると細胞膜を丈夫に保てなくなります。軟弱な細胞膜では、活性酸素の害をより受けやすくなります。

がん細胞は、正常細胞が活性酸素を浴びて突然変異することで発生します。また、認知症も、脳細胞や血管の酸化が大きな原因です。**コレステロール値が低すぎると、こうした病気から身を守れなくなるのです**。

しかも、コレステロールは性ホルモンの材料になります。男性ホルモンや女性ホルモンは、男性らしさ、女性らしさをつくる大事なホルモンです。生殖年齢を過ぎたあともこの重要性は変わらず、人がイキイキと輝き続けるために体内で働いています。

ですから、人が健康に長生きするには、肉も大事です。ただし、大きなステーキを毎日食べましょう、というのではありません。肉はメリット・デメリットをあわせ持つ食品であり、メリットのみ享受するには、「適度」に食べることが大事です。

週に2度ステーキを食べるくらいが最適。この程度ならば、デメリットの害も十分に体内で処理できます。ですから、「今日はステーキの日」と決めたら、食べたい肉を食べたい量、楽しんでいただきましょう。ただし、**肉よりも先に野菜をたっぷり食べる、**という順番は守りましょう。

肉のメリットとデメリットを理解して適度に食べよう

第3章　腸をダメにする生活習慣、鍛える生活習慣

21 薬の飲みすぎは人間の自然治癒力を下げる

風邪をひいて病院に行くと、「熱を下げる薬」「のどの炎症を抑える薬」「鼻水を止める薬」さらに「総合感冒薬」が処方されます。そして、こんなにたくさんの薬を飲むと胃が荒れるからといって「胃薬」までつけてくれます。よく経験することですよね。

風邪というきわめて一般的な感染症に対し、これほどおおげさな投薬が必要でしょうか。

私たちは今、「病気とは何か」ということを、立ち止まって考えるべきときに来ています。病気とは、突如として私たちを襲う「不運」でしょうか。いいえ、そうではありません。

「病気とは、病気そのものが病気を治し、身体をより健康にしようとしている現象」

私は病気の定義をそんなふうに考えています。ちょっとわかりにくいでしょうか。

多くの人は、「病気になった」↓「治療が必要」↓「病院に行かなければ！」と考えます。この一連の行動の根底には、医者や薬が「なんとかしてくれる」という思いがあります。

しかし、それは大きな間違いです。病気を治すのは、あなたのなかの免疫システムと腸内フローラです。医者は病気の診断をし、薬は症状を抑えるだけ。それなのに、薬に頼りすぎてしまうと、薬が病気を重くし、新たな病気をつくり出すことだってあるのです。

たとえば、風邪をひくと熱が高くなり、咳が出ます。医師は咳止めと解熱剤を処方します。下痢したときには下痢止めをくれます。これが治療です。現代の医療では、「症状を抑えること」が「治療」になっています。

これを対症療法と呼びます。ただし、対症療法が「病気が身体を治そうとする力。すなわち自然治癒力」を抑え込んでしまうこともあります。

風邪をひいたとき、高熱や咳、鼻水が出るのは、風邪という病気を身体が自分で治そうとしている治癒反応の一つです。風邪の原因となったウイルスや細菌に対する生体反応で、熱を出すことで身体を温め、血流を増やし、免疫細胞の活動を活発にし、のどや肺に広がった病原体をたたき殺したり外に排出したりしているのです。

それなのに、解熱剤で発熱を抑えたらどうなりますか。咳止めを飲んだらどうなりますか。それによって免疫システムの働きは抑えられ、自然治癒力が十分に働けなくなってしまいます。実際、解熱剤を飲むと、飲まない場合より、治癒までの期間が長くなることは研究によっても確認されています。

私たちは毎月3000円以上も捨てている

私は、薬のすべてを否定するつもりはありません。なくてはならない治療もあります。ただ、医師がむやみに薬を処方し、言われるままに服用するこの状況はおかしいと思います。

日本人は、世界の人口の約2パーセントにしかなりません。ところが、世界で流通する薬のおよそ10パーセントを消費しています。医療費は年々増大し、国の財政を大きく圧迫しています。

そんなに多くの薬が必要でしょうか。なんと、患者の４割強に飲み残しや飲み忘れがあると推計されています。飲まれなかった薬は、処方された薬の約24パーセントにものぼります。その薬はどこへ行くのですか。ゴミ箱か戸棚の奥深くに押し込まれるか、です。そうした残薬をお金に換算すると、国民１人あたり月３２２０円になるそうです。夫婦で約６５００円。おいしい国産牛のステーキを２人で食べられるだけの金額になります。

これはお金だけの問題ではありません。腸に大きな負担を与えることになるのです。処方箋医薬品は、化学合成品です。この原料の多くに石油が使われ、化学合成して自然界にはない物質がつくり出されています。それが腸に入って溶け、吸収されることになります。**化学合成品の影響を真っ先に受けるのは、腸壁の粘膜細胞なのです。**

日常的に薬を飲んでいる人は腸もれを起こしやすいと指摘されています。化学物質が腸の内壁を損傷するためです。薬を飲むなら、それが本当に必要な薬なのか、まず冷静に考えましょう。そして、病気を根本から治すために大事なのは何かを勉強しましょう。

薬剤を管轄する厚生労働省も、「1に運動、2に食事、しっかり禁煙、最後に薬」とうたっています。健やかに生きるうえで**薬は最後の選択肢**だと、国も言っているのです。

薬に頼っているだけでは病気は治らない

22 「薬用」「抗菌」「殺菌」「除菌」と書かれた商品を使わない

人生100年時代を生きる私たちにとって大事なのは、免疫力を強化し、腸もれを防ぎ、病気になりにくい身体を築くこと。たとえ病気をしたとしても、腸が丈夫で、免疫力が強化されていれば、自然治癒力によって治すメカニズムがスムーズに働きます。

ところが、このおおいなる基本に逆行しているのが日本人です。自ら腸内細菌の減少に動き、免疫力を弱体化させる生活習慣を築いてしまっています。

では、日本人のどんな生活習慣が健康を害するのでしょうか。

身の回りの菌を排除する生活です。具体的には、**除菌剤や抗菌剤**、**殺菌剤をそこかしこで使う生活**です。こんなことをしては、免疫力を強化する腸内フローラを育てられません。

私たちの腸内フローラは、外から多種多様な菌が入ってくることで活性化します。腸内細菌は仲間の菌が入ってくることで刺激され、繁殖力を高めるからです。それなのに、除菌スプレーを身の回りのものにシュッシュッと吹きかけ、殺菌剤で食卓やキッチンを拭いてしまったら、どうやって身の回りの細菌をとり込めるのでしょうか。

日本人は、もともと清潔好きの民族です。清潔にすることは、感染症予防において大事な条件です。しかし、薬剤を乱用してまでの超清潔志向は行きすぎです。身の回りの細菌を排除しては、腸内フローラも免疫力も整えることができないからです。

日本人が健康を害するほどの超清潔志向に陥ってしまったのは、テレビコマーシャルやマスコミの影響が大きいでしょう。

以前、海外から持ち込まれた新型インフルエンザが大流行したとき、みながマスクをし、外出をなるべく避け、手や周辺のものを一生懸命に消毒しました。その様子や今後の流行予測などが多くのメディアで頻繁にとり上げられました。その情報を国民はくり返し目にし、細菌やウイルスはすべて恐怖の対象と脳に刷り込まれました。

あのときの恐怖は、今もみなさんの記憶に残されているでしょう。恐怖は人を動かすもっとも強力な方法になります。抗菌グッズ類の行きすぎた氾濫は、「目に見えない微生物に対する恐怖心」を植えつけられた結果なのです。

日本人の異常な清潔志向は、私たちが後天的に学習した恐怖から生まれたもので、企業はそれを商品のマーケティングに実にうまく利用しているということです。恐怖は、政治家や経済界の有力者たちの圧力より、ずっと多くの人を強く動かすのです。

だからこそ、私たちは冷静な目で流されてくる情報の真偽を確かめなければいけません。真実は、「**菌を敵視しては、決して健康になれない**」。これだけです。

手始めに抗菌グッズの使用をやめましょう。

アメリカの食品医薬品局（ＦＤＡ）は、２０１６年9月にトリクロサンなど19種類の成分を含む抗菌作用のある石けんの販売を禁止しています。この発表を受け、厚生労働省も同じ成分を含む石けんを1年以内に代替品にするようメーカーに通知しました。それによって、石けん類での使用はなくなっているようですが、シャンプーや汗拭きシートなど、石けん以外の衛生用品ではいまだに使われていると言います。

なぜ、ＦＤＡは抗菌成分の使用を危険視したのでしょうか。

有効性や安全性の科学的な根拠が証明されていない一方で、**長く使用することによって耐性菌を生み出す危険性がある**からです。

耐性菌とは抗生物質（抗菌薬）に耐性を持つ菌のことです。簡単に言えば、抗生物質では死なない菌のこと。ふだんはおとなしい菌も、免疫力の下がった人の体内では、猛威をふるう危険性が高くなります。今、入院患者が耐性菌に感染し、抗生物質では対応できず、死亡者を増やしていることが先進諸国で問題になっています。しかし、報道はあまりされません。テレビや雑誌などにとって、衛生用品のメーカーはビッグスポンサーだからです。

しかし、抗菌成分を含む衛生用品を長期間使い続ければ、私たちは健康を守れません。事実、それによって皮膚常在菌の生態系が乱れ、免疫力が低下し、アトピー性皮膚炎などアレルギー体質を引き起こす危険性が報告されています。また、ホルモンの分泌に影響を与えることも指摘されています。

ではどうやって、危険な成分を含む商品か見わければよいでしょうか。

「薬用」「抗菌」「殺菌」「除菌」と書かれた商品を使わないことです。菌は、人間よりはるかに強い生命力を持っています。細菌を薬剤で退治するようなことを続けていたら、生き残った菌からその薬剤では死なない新しい種（耐性菌）が必ず発生します。人間にとって、それは従来菌よりはるかにつきあいにくい凶暴な相手となるでしょう。

ふだんの手洗いに石けんは必要ありません。マスコミやメーカー、医療関係者はこぞって手洗いの重要性を訴えますが、まわりを見渡してみてください。ふだん手洗いに熱心でない人のほうが風邪をひいていないはずです。反対に、**帰宅後や食事前などに必ず石けんで手洗いしている清潔志向の人のほうが風邪をひきやすい**のです。

石けんを使うならば、余分な成分をいっさい含まない昔ながらの固形石けんが一番。それも目に見える汚れがついたときにのみ使えばよいのです。

薬用石鹸で手を洗う人ほど風邪をひきやすい

23 「3秒ルール」で免疫力を強くする

免疫力をさらに高めたいならば、「3秒ルール」の実践をしましょう。

「机や床に落とした食べ物も、3秒以内なら大丈夫」という都市伝説のような〝あれ〟です。この暗黙のルールは、秒数に多少の違いはあるものの、他国にも存在します。アメリカの場合は、「ファイブ・セカンド・ルール」と呼ばれ、5秒間です。

私と同じように、へんな研究をする科学者は世界中にいるようで、このルールを研究する人たちもいます。イギリスのバーミンガムにあるアストン大学の微生物学者、A・ヒルトン教授の研究チームは、大腸菌と黄色ブドウ球菌がどのように地面から食べ物にうつるのかを調査しています。彼らは、カーペットやプラスチック、タイルなど屋内のさまざまな材質の床に、トーストやパスタ、クッキー、ハム、ドライフルーツなどを落とし、菌が付着する様子を観察しました。結果、「床面から食べ物へと移動する細菌の量は、経過する時間によって違ってくる」ということを確認しました。

イギリスのマンチェスター・メトロポリタン大学の研究チームは、よく消費される5つの食品について、3秒、5秒、10秒間で、床に落ちた際の汚染状況の違いを検証しています。結果、生ハムやジャムを塗ったパンやビスケットなど、塩や砂糖を多く含む食品は有害な細菌に汚染される可能性が低く、ドライフルーツやゆでたパスタは、食中毒を起こす可能性のあるクレブシエラ菌によって3秒で汚染されたとのことです。

これらの研究からわかることは、「食べ物が床に落ちてから経過した時間によって、菌の付着量が変化する」ということです。ただし、これらの研究を行った人たちは、「実際に重要なのは、床に落ちてからの経過時間よりも、落ちた場所である」と口をそろえます。アメリカ・コロラド大学医学部の細菌学教授H・ロバート博士も、「危険な細菌が潜む生肉などをあつかう台所周辺は避けるべきであり、風呂場などはこのルールから外れる」といいます。

もちろん私も、台所やレストランの床など、危険な場所に落ちた食べ物は、拾って食べるべきではないと思いますが**床に落ちたもののすべてが汚いと考えると、チョイ悪菌を身体にとり入れる機会を減らし、免疫を強化するチャンスを減らしてしまいます。**

「食中毒が怖い」という人もいますが、危険視されているO-157（腸管出血性大腸菌）でさえ、免疫力が高く、腸内フローラの豊かな腸では、たちまち淘汰《とうた》されます。腸内フローラさえ豊かならば、食中毒を怖がる必要はないのです。

私には双子の男の子の孫がいます。彼らが幼いころ、食卓はすごい状態でした。足で茶碗を蹴飛ばすわ、落ちたものを手づかみするわ。おかげで二人はめったに風邪もひかず、アレルギー体質にならず、元気いっぱいに育っています。「落ちたものを食べるくらいのほうが、子どもは丈夫に育つ」という私の論を見事に実証してくれたのです。

テーブルの上やその周辺の床に落ちたものは、食べたほうが免疫は強くなります。**家庭内に落ちたものならば、腸内フローラが対応できないほど困った菌が付着する心配もありません。**「3秒ルール」は今日からでも実践できる腸を鍛える習慣なのです。

腸内フローラが豊かなら、免疫力も強くなる

24 たまの「発熱」はがん予防になる

今、日本人の2人に1人ががんになり、3人に1人ががんで亡くなると推計されています。決して他人事ではない数です。これからの100年時代、「がんを防いで生きる」というのも、非常に重要なキーワードです。

「ワールブルグ効果」という言葉をご存じでしょうか。これは本来ならミトコンドリアの働きが亢進するはずの有酸素下環境にあっても、解糖系エネルギー産生が亢進されてしまう状態で、がん細胞特有の代謝形式です。このがん細胞の増殖に有利な状況は、発見したO・ワールブルグ博士の名前にちなみワールブルグ効果と呼ばれます。

がんを防ぐには、ワールブルグ効果を起こさないことが重要です。これは、前述しましたが、解糖エンジンが亢進し、ミトコンドリアエンジンが抑制されている状態で起こります。この状態を防ぐには第一に、**糖質の摂取を控えること**です。

第二に、**食べすぎないこと**です。ミトコンドリアや長寿を活性化する遺伝子は、食べすぎではうまく働かないことがわかっています。

第三に、**ミトコンドリアエンジンをもっと意識して使うこと**です。それには活動量を増やせばよいのです。たとえば、脳のミトコンドリアを増やすには、本を読み、考えごとをするなどして脳に刺激を与えることが大事です。

第四に、**身体を温めること**です。ミトコンドリアは、高体温・高酸素・低糖質の体内環境において働きを活発化させます。体温が上がると、ミトコンドリアエンジンの活性が高まり、がん細胞は成長できなくなります。しかも、腸の働きが活発になります。腸は、膨大なエネルギーを持続的に産生できるミトコンドリアエンジンに頼って動いています。そのため、腸を温めると、働きもよくなるのです。また、体温を1度上げるだけで、免疫力は30パーセントも高まるとされます。

反対に、解糖エンジンは、低体温・低酸素・高糖質の体内環境で働きを活発にします。この状況はワールブルグ効果を生み出し、がん細胞の成長をうながします。

ですから、冷え性の人はそのままにしないことです。がん細胞は、体温が35度台という低い状態でもっとも増殖し、39度以上になると死ぬ性質を持っています。

人が39度以上の熱を出すのは、インフルエンザなどの風邪をひいたとき。インフルエンザを予防すべき病気と思う人は多いですが、ときには39度以上の熱を出すことは、がん予防の観点からすればよいことです。発症したら安易に解熱剤に頼らず、「免疫細胞たちがウイルスとがん細胞をたたき殺してくれている最中なのだなあ」と思って3日ほどはおとなしく寝ていることです。

ミトコンドリアエンジンの活性化には、毎日入浴することも大事です。1日1回、「ちょっとぬるいかな」と感じる程度のお湯にゆっくりつかり、身体の深部から体温を上げていくことです。また、冬は日中、おなかと背中に1つずつカイロを貼ったり、腹巻きをするなどして、おなかを温めておきましょう。ただし、カイロを使う場合には低温やけどをしないように、十分に気をつけてください。

身体を温く保ち免疫細胞を鍛えよう

25 激しい運動、つらい運動は活性酸素を増やすだけ

平均体温は、36・5度以上に保つ努力をしましょう。ミトコンドリアエンジンや免疫細胞の働きを高め、がんを予防するために必要だからです。それには、適度な運動も大事です。身体を動かすと血流がよくなり、体温が上がります。また、筋肉を使うので、筋肉中のミトコンドリアも増えます。

効果的なのは**ウォーキングや軽いジョギングなどの有酸素運動**です。これらの活動は1日に20～30分でよいので、毎日続けることが大切です。それは、認知症予防にも役立ちます。筑波大学などの研究チームは、ウォーキングと同程度の軽い運動を10分間すると、脳の認知機能をつかさどる部分が活性化することを実験で証明しています。

私も、できることならばがんを防ぎたいし、認知症にもなりたくないので、運動はす

ることにしています。ただ、「やらなければいけない」と考えると、人はストレスを感じます。ストレスは腸の悪玉菌を増やしますし、身体を緊張させ、血流をとどこおらせ、体温を下げます。がん細胞が成長しやすい体内環境にしてしまうのです。それでは本末転倒です。

ですから、**運動は好きなことをしましょう**。「好き」という感情が動くと、快楽のホルモンであるドーパミンが分泌され、どんなことも楽しくできます。

私の場合は、上野動物園をよくウォーキングします。幸いにも私の研究室は上野動物園まで歩いてすぐ。年間パスポートを購入し、時間を見つけては動物園に出かけ、ウォーキングを楽しみます。大好きな動物を見て歩けば、１万歩なんてあっという間です。

また、週に2〜3回は地方に講演に行っています。講演会は私の大好きな仕事の一つです。このときには、電車の乗り換えなどで駅構内をけっこう歩きますし、講演中は2時間近く立ってお話しするので、それを運動ととらえて「〇」とします。

さらに、週に1回は、仕事帰りにプールによります。25メートルプールを5本、休憩をはさんで2セット泳ぎますから、1回のプールで250メートルを泳いでいます。

ただ、水中に長くいると身体が冷えます。それではミトコンドリアエンジンを活性化できませんし、がん細胞を増やしかねません。そこで、1セットを泳ぎ終わったらサウナに5分ほど入り、身体を温めます。次にジャグジーに入って、リラックスします。そうしてもう1セット泳いで、サウナとジャグジーに入って終わりです。冷たい水と温かい場所をくり返し行き来することで、血行がますますよくなり、ミトコンドリアエンジンも免疫力も働きを高められるのです。

そうやって「好き」「楽しい」「心地よい」「やってみたい」と思う運動にチャレンジしていくと、ミトコンドリアエンジンをおのずと活性化していくことができるのです。

がんばりすぎると命を縮める

運動で大事なのは「ほどほどでよい」とすること。運動を激しく行うと、呼吸が荒くなるでしょう。翌日に疲れを残したり、筋肉痛になったりします。そうした運動は活性酸素を大量に発生させるので体内を老化させ、病気をつくる原因にもなります。

私も高校時代は陸上部でマラソンの選手でしたから走ることも大好きです。50代までは、マラソン大会にも出場していました。でも、60歳になったのを機にジョギングをやめました。**活性酸素を大量に発生させては、老化に拍車がかかってしまう**からです。若返るためには、心拍数が安静時の1・5倍ほど増える運動がちょうどよいとされます。

　また、体重を落とそうとして、**サウナに長い時間入る人もいますが、これは非常に危険**。汗の主成分は水分です。一方、身体を太らせるのは脂肪です。サウナで汗をいくら流したところでやせないのです。それどころか、命を危険にさらすことになります。

　人の身体の6割は水分でできていますが、体重の6パーセント減っただけで脱水症状を起こします。血液がドロドロになり、血管がつまってしまってもおかしくない状態です。サウナで脳梗塞や心筋梗塞を起こす人は、脱水症状で血管をつまらせてしまうのです。サウナは身体を温め、ミトコンドリアエンジンや免疫細胞を活性化するために活用しましょう。**サウナの入浴時間は5分間で十分**です。

ダイエットのためにサウナに入ってはいけない

26 「冷たい物」のとりすぎはがんを呼びよせる

昔から「味覚が変わったときには注意しなさい」とよくいいます。

たしかに、疲れているときには、あまいものを口に入れたくなります。脳が糖分を欲するからです。加齢とともに、味覚が鈍くなることもあります。舌にある味蕾《みらい》という細胞が劣化するためです。慢性疾患を持っていて、長きにわたって薬を飲み続けていたりすると、その副作用で味覚が変わることもあります。

一方で、がんが味覚に影響することもあります。「冷たい物やあまい物を無性に食べたくなる」という変化が起きることが多いようです。

私の知人に、京都の有名なお寺の住職だった人がいます。その元住職は、自分でも不思議なほど急激に味覚が変わる経験をしました。それまでは冷たい食べ物など欲しいと思ったことがないのに、アイスクリームや氷などを無性に食べたくなり、昼夜かまわず、毎日のようにアイスクリームを口にするようになりました。その食欲は、奥さんはもちろん、自分でもおかしいと思うほどだったといいます。

そんな生活を続けた1年後、元住職はスキルス性の胃がんと診断され、胃を全摘しました。発見されたときにはすでに末期の状態で、手術をしても数カ月の命だろうと宣告されたのですが、あれから４年、元住職はすっかり元気をとり戻しています。

彼はがんと診断されてから、まず、冷たいものとあまいものを口にするのをいっさいやめました。次に、１日に数回お風呂に入り、身体をとにかく温めました。身体が温まれば血行がよくなり、ミトコンドリアエンジンと免疫細胞の働きが活性化します。しかも、腸の働きもよくなります。加えて、腸内フローラを大事に育む食事を心がけました。そうやってがん細胞を倒すためにできることを１つ１つ実践した結果の生還だったといえるでしょう。

がんになってあまい物を突然欲する人は少なくありません。

なぜ、こうした味覚の変化が起こるのでしょうか。

がん細胞は先祖返りをした細胞ともいわれます。私たちの先祖となる古細菌は、深海の地下という無酸素と低温の環境で解糖エンジンを働かせ、分裂によって永遠に生き続ける生物です。

がん細胞は、古細菌と同じく、解糖エンジンを働かせてエネルギーを得ます。そのため、「高糖質、低酸素、低体温」という条件が1つでも満たされると、成長力を高めるのです。がんになると、冷たいものやあまいものが欲しくなるのは、がん細胞が成長するためのエネルギーを欲している表れともいえるのです。

がんの危険信号、点滅していませんか？

脳も、冷たいものやあまいものが大好きです。解糖エンジンが瞬発的にエネルギーをつくり出してくれるので、快感を得られるからです。しかし、それは一時的な満足に過ぎません。そうであるにもかかわらず、脳の要求に屈して、冷たいものやあまいものを頻繁に口にしているとがん細胞はエネルギーに満たされ、順調に成長していくことになるでしょう。だからこそ、脳のいいなりになってはダメなのです。

脳の「あまいものを食べたい」「冷たいものを食べたい」という指令は強力ですが、それをコントロールできるようになりましょう。これもがんを防いで、健康に生き続けるための重要ポイントです。それは、腸のためでもあります。**腸は、37度のときにもっとも働きがよくなり、冷えると働きが乱れます**。結果、下痢を起こすこともあります。しかも、あまい糖質が大量に入ってきては、疲れきってしまいます。

私は、いっしょに食事をすると「がんになりそうだな」という人がだいたいわかります。「冷たいお酒を2杯以上飲む」「主食から食べ始める」「必ずデザートにスイーツを食べる」が1つでも該当したら要注意。加えて「野菜をあまり食べない」「お酒をめちゃくちゃ飲む」「不規則な生活をしている」という項目が加われば、危険信号が点滅した状態とわかるからです。

脳のいいなりになってはいけない！

27 スポーツドリンクは非常時以外に飲んではいけない

多くの人は「スポーツドリンクは身体によい」と思っていますが、**ジュース類と同じく、がんの成長を助け、体内を老化させかねない飲み物**。解糖エンジンを動かす「あまい」「冷たい」という条件がそろった危険な飲み物なのです。

なぜ、「スポーツドリンクは身体によい」と思ってしまう人が多いのでしょうか。

これは医者の責任も大きいでしょう。スポーツドリンクは、体液に近い塩分濃度に調整されています。脱水症状は真水では改善されません。真水を飲むと、体内の塩分濃度が薄まり、かえって細胞内液の脱水が進んでしまうためです。

そこで医者は、風邪の患者にスポーツドリンクをすすめます。とくに幼い子は体の約80パーセントが水分ですから、発熱で汗を大量にかいたり、下痢をしたりすると脱水になりやすいのです。でも、医者は忙しい日常の診療のなかで、そこまで詳しい説明をせず「熱が出ている間は、スポーツドリンクを飲むとよいですよ」と言うだけです。

一方、患者は医者がすすめるのだから「健康によい飲み物」と感じます。同じような原材料を使っている清涼飲料水は「健康によくない」と警戒する人も、「スポーツドリンクは身体に必要」とさえ思い込んでしまうのです。

実際、ふだんからスポーツドリンクを飲む人は多いでしょう。湯上がりの赤ちゃんにスポーツドリンクを飲ませているお母さんも少なくありません。夏の盛り、「熱中症予防」といって５００ミリリットルのペットボトルを２本も３本も１日に飲む人もいます。

脱水症状の予防に必要なのは、塩分です。脱水症状を素早く完全に回復させるには、０・１〜０・２パーセントの食塩水が必要です。そんな食塩水を飲んでもおいしくはありません。そこで、スポーツドリンクには大量の糖分が加えられています。５００ミリリットル当たり、およそ30グラムもの糖分を含むのです。３グラムのスティックシュガーならば、10本分にもなります。

ただ実際のところ、スポーツドリンクは、それほどあまく感じません。なぜなら、塩分が糖分のあまみを緩和するからです。さらに、食品添加物の香料が含まれます。前述したように、香料にはあまみを感じにくく、飲みやすくする作用があります。

スポーツドリンクは冷やして飲むことが多く、冷やすとさらにあまみを感じにくくなりますが、**冷えていて、糖分の多い飲料はがん細胞の大好物**です。しかも液体は、口に入れてからわずか数分で腸に届きます。そのため、摂取後、糖質の吸収が食べ物より素早く行われ、解糖エンジンを急激に動かしてしまうのです。

人工甘味料は身体を老化させる

たしかに、脱水症状時には、水ではなく、スポーツドリンクを飲むことが大事です。塩分を速やかに身体に入れてあげる必要があるからです。炎天下での作業や運動など、脱水症状を起こしかねない状況にあるときにも、スポーツドリンクは有効でしょう。けれどもそうした非常時以外に毎日飲むのはよくありません。

昔は、炎天下の作業時には、塩をなめ、水を飲むことで、脱水症状対策をしていました。梅干しもおすすめです。塩分が多いので1粒食べて家を出れば、あとは水を飲んでいれば大丈夫です。午後も仕事ならば、お昼にもう1粒食べるとよいと思います。ただし、減塩の現代的な梅干しは、これに値しません。食べやすくするために食品添加物も使われています。梅と酒と塩と赤ジソだけで漬けられたものを選びましょう。

500ミリリットルの水筒に水と軽くつぶした梅干しを入れる「梅干し水」もおすすめです。梅干し水は、冷水より常温水のほうが味をよく感じられておいしい点も、身体によいといえるでしょう。梅干しは水溶性の食物繊維も多く、腸にとてもよい食品です。

なお、私がスポーツドリンクをおすすめしない理由がもう1つあります。人工甘味料を使っているものがほとんどだからです。

大半の加工食品には、「果糖ブドウ糖液糖」や「高果糖液糖」という人工甘味料が含まれます。トウモロコシが原料のこの食品添加物は、砂糖の6倍ものあまさがあり、安価に製造できるので、多くの清涼飲料水や菓子、調味料などに広く利用されています。

しかし、**果糖ブドウ糖液糖や高果糖液糖は、体内を糖化させるスピードが非常に速い**性質を持っています。糖化とは、たんぱく質に糖質が結びついて、もとの働きができないほど劣化させることをいいます。人の身体は、水分を除くと約46パーセントがたんぱく質です。たんぱく質は細胞や遺伝子をつくる原料になります。糖質は、糖化という現象によって、大事なたんぱく質を使いものにならないほど劣化させてしまうのです。

実際、**糖化は活性酸素を超えるほどの作用で人体を老化させ、現代人に多くの不調をもたらす元凶**として医療界で問題視されています。果糖ブドウ糖液糖や高果糖液糖を含む飲み物や食べ物を日常的にとっている人は、身体が老化しやすく、つらい症状を抱え込みやすくなるのです。

なお、スポーツドリンクなどの清涼飲料水には、他にもいくつかの人工甘味料が使われています。なかには、免疫システムの働きを乱す、発がん性を持つなどの危険性が指摘される人工甘味料もあります。スポーツドリンクを日常的に飲むということは、そうした危険性を身体に抱え込むことになりかねないのです。

脱水症状対策には「梅干し水」が効く

28 清潔志向の男性はメス化しやすい

「草食男子」という言葉を最近、あまり聞かなくなりました。

ガツガツと女性にアプローチしない草食動物のような男性が、もはやめずらしくなくなってしまったからでしょうか。

「国立社会保障・人口問題研究所」の「人口統計資料集2018」によると、50歳時に未婚の割合を示す「生涯未婚率」は、男性が23・4パーセント、女性は14・1パーセント。この比率は、年々上昇しています。つまり、男性の4人に1人が結婚していません。

理由は、「適当な相手にめぐりあわない」「まだ必要性を感じない」「自由さや気楽さを失いたくない」「結婚資金がたりない」などがあるそうです。

でも、はたしてそれだけでしょうか。私は、超清潔志向の男性が増えていることも、背景として大きいと考えています。

「他人が握ったおにぎりを食べられない」

という人も多くなっています。「汚く感じてしまう」というのです。一度外出時に着た服はキタナイから洗う、除菌剤を持ち歩く、1日に何度も薬用石けんでゴシゴシと手を洗う、見知らぬ他人が触れた電車のつり革やドアノブをさわらない、公共トイレの便座にお尻をつけたくないなど、「キタナイ」という強迫観念にとらわれる人も増えています。

なぜ、こうした潔癖症が増えているのでしょうか。

男性の場合、幼少時の経験が大きいでしょう。幼い男の子は、本来キタナイことが大好きです。泥んこ遊びはもちろん、昆虫をおもちゃにしたり、道端に落ちているものを拾ったり……。犬のウンコも平気でさわります。スリッパで遊ぶのも大好きで、ぞうきんだっておもちゃにしてしまいます。そうやって子どもたちは、自分のなかの腸内フローラを育て、免疫力を強化しています。

それなのに、多くの大人は「キタナイ!」「さわっちゃダメ」といって止め、手をゴシゴシ洗わせたり、除菌シートで拭いたりします。

そんなことをくり返すうちに、脳のなかに「キタナイ」ことへの強迫観念が刷り込まれてしまうのです。

「セックスはキタナイからしたくない」

潔癖症という強迫観念は、自分以外の人はみんな「キタナイ」と感じる強い嫌悪感を生みます。人は、誰もが細菌とともに生き、細菌に守られて健康を保っている存在なのに、他人ばかりをキタナイと感じてしまうのです。

私が大学に勤めていたころ、「セックスはキタナイからしたくない」といった男子生徒は1人や2人ではありませんでした。「オシッコの出るところをくっつけあうのはキタナイ」というのです。「生身の女性はキタナイ。アニメの世界にいる二次元の女性がいい」という意見を聞いたときには、天地がひっくり返るほどビックリしました。それが今では、多くの男性の共通認識になっているといいます。

私は、そこに母親の存在の大きさを感じます。幼いころから、興味のおもむくままに何かをさわろうとすると「キタナイ」と止められ、帰宅時や食事の前、トイレのあとには「バイキンがいるから手を洗いなさい」と育てられると、その子は必ずといってよいほど潔癖症に育ちます。その子が親になったときには、さらに強力な潔癖症の子を育ててしまいます。こうなったら、好きな人ができても、セックスどころかキスもできない、手もつなげない成人を育ててしまうことになるのです。

その影響は男性に、より大きく表れます。超清潔志向の男性は「メス化」しやすいからです。

「きれい好き」な人は、自分の身体や手を、強力な洗浄力を持った洗剤でせっせと洗います。洗濯でも、抗菌作用を持つ強力な洗剤を使います。「きれい好き」の家庭の洗濯物は大量です。1回しか着ていない服、1回しか使っていないタオルも、1回触れたものはすべて洗濯するからです。そのためプラスチックの頑丈な容器の洗剤を購入してどんどん使います。洗剤には容器から溶け出したビスフェノールAという物質が含まれていて、捨てられた容器を焼却すれば毒性の強いダイオキシンも発生します。

なおビスフェノールAは洗剤容器、食品容器、ラップなどの多くに使われており、高温などで溶け出す危険性がしばしば指摘されています。

ビスフェノールAやダイオキシンは「環境ホルモン」(内分泌撹乱物質)の1つとされ、これらは体内に入ると女性ホルモンのような働きをすることがわかっています。実際、それが自然界にばらまかれた結果、メス化したオスの野生動物や、雌雄同体の魚が発見されています。環境ホルモンの原因になるのは、すべて化学物質です。**私たちの身近にある殺菌剤、防腐剤、殺虫剤、農薬、食品添加物など約70種もの化学物質が環境ホルモンとしてあげられています。**

こうした環境ホルモンは、すでに私たちの身体に影響をおよぼしています。現在、日本の10組の夫婦のうち1組が不妊に悩んでいると報告されていますが、そのうちの半数は男性に原因があると推計されています。環境ホルモンの影響で、精子の数が減少したり、精子がまったくいなくなっていたり、精子の受精能力が失われるなど、精子異常の男性が非常に多くなっている、ということです。

清潔志向は決して人を幸福にしません。腸内フローラを貧弱化させるだけでなく、赤ちゃんを産めないカップルを増やし、「結婚も生身の女性も必要ない」という内向的な男性を多くする状況を生み出してしまうのです。

「きれい好き」を今日からやめる！

29 心身ともに健康な人の大便は、宝の山

「便移植」という新しい医療が注目されています。

潰瘍性大腸炎やクローン病など、消化管に炎症が生じた患者の大腸に、健康な人の新鮮な大便を注入する医療です。

初めてこの医療について知ったとき、日本ではなかなか受け入れられないだろうと思いました。超清潔志向の日本人には、「他人の大便を自分の大腸に入れる」という治療法は、「キタナイ」と嫌がられてしまうだろうと感じたからです。

しかし、臨床研究を始めたいくつかの大学病院には、多くの患者がつめかけているそうです。日本でも、便移植はやがてスタンダードな医療になるかもしれません。腸内フローラの状態がよくなれば、免疫力も強化され、腸もれも改善され、体内で起こってい

る炎症も治まってくるでしょう。それによって、がんや糖尿病、動脈硬化症、脳梗塞、心筋梗塞など、予防・改善される病気は多いはずだからです。

さらに、腸内フローラが整えば性格も変わります。幸せホルモンであるセロトニンや、快楽のホルモンであるドーパミンの分泌量を増やせるからです。明るく、やる気に満ちた性格になれるのです。そうだとするならば、先進的な考えを持った人の手によって、次には、もしかしたら〝ウンコ・ビジネス〟が展開されるかもしれません。世界を動かす成功者のメンタルを手に入れたい人は多いはずだからです。

実際、腸内細菌はビジネスにおおいに活用されてきています。お菓子や加工食品などに乳酸菌が添加されているのもその一つです。

また、サッカー元日本代表の鈴木啓太氏は引退後、アスリートの腸内環境を解析し、パフォーマンスや体調の向上をサポートすることを目的に会社を設立したそうです。それによって、**トップアスリートの腸内フローラは一般の人より菌の種類が多い**ことがわかったといいます。たくましい身体とメンタルの礎となっているアスリートの腸内フローラを欲しがる人は、きっと多いことでしょう。

便移植で認知機能も改善する

さすがに人の大便を自分の肛門から直接注入するのは、ためらう人も多いでしょう。最近の研究で注目されているのは、人の大便から抽出した腸内細菌のカプセルを、口から飲むというものです。２０１３年10月の『ネイチャー誌』で、カナダのカルガリー大学のＴ・ルイ博士らが発表しました。カプセルは患者ごとにオーダーメイドでつくられます。健康な家族がドナーになり、大便を遠心分離器にかけたのち腸内細菌を抽出し、それらの細菌をゼラチンでコーティングして、胃で消化されないようにしているということです。

このように、腸内細菌を病気治療や健康増進に役立てようとする動きは、世界的に本格化しています。アメリカのバージニア・コモンウェルス大学のジャスモハン・バジャジ准教授は、肝硬変と肝性脳症の患者20人に、健康な人の大便から培養した腸内細菌を５カ月にわたって定期的に移植し、その後1年間、患者たちの追跡調査を行いました。

肝性脳症とは、肝硬変などの病気によって肝機能が落ち、アンモニアなどの毒性のある物質が身体にたまって、意識障害や言語障害、思考や性格の変化、物忘れなどを起こす病気です。肝硬変の患者のうち約40パーセントが肝性脳症を引き起こします。ただ、その初期症状が認知症とよく似ているため、認知症と誤診され、治療が遅れてしまうケースも少なくありません。

そうした病気が、腸内細菌の移植によって明らかに改善されたといいます。しかも、20人のうち10人は、認知機能の改善も見られました。健康な腸内細菌が患者の腸にすみついたことで、アンモニアなどの神経毒を出す細菌が排除され、肝性脳症の進行が抑えられたと考えられています。

便移植の研究は、今後もすばらしい結果を報告してくれることでしょう。ただし、私たちにはそうした医療に頼る前に、今実践すべきことがあります。それはくり返しますが、身の回りの菌と仲よくし、食事の面から腸内フローラを健全に整えていくことです。

便移植は近い将来スタンダードな治療になる

30 「地産地消」と「家庭菜園」で腸内フローラを豊かに育てる

腸のなかでもっとも数が多いのは日和見菌ですが、その理想的なバランスは「**日和見菌7、善玉菌2、悪玉菌1**」。

日和見菌は、その多くが土壌菌の仲間です。赤ちゃんのときに腸にすまわせた土壌菌の仲間たちが、腸内フローラの多様性を豊かにし、強い免疫力を築いてくれます。

その土壌菌の働きを活性化するには、日々、土壌菌をとり込むことが大事です。そのためには、自然のなかにもっと出かけていきましょう。山や森や海、川に出かけ、自然と触れあうことです。自然を感じられる場所ならば、公園でもよいのです。

自然のなかでは、まずは、深呼吸をたくさんしてください。そして**手を汚し、童心にかえってたくさん遊びましょう。その場所で、持っていったお弁当を食べましょう。手**

を石けんでていねいに洗う必要も、除菌シートで拭く必要もありません。土壌菌を吸収しに行っているのですから、それを排除してしまっては意味がなくなってしまいます。

週に1回、休日にそんなことをするだけで、腸内フローラの多様性を豊かにできます。

ベネズエラとブラジルの国境にある熱帯雨林の山間部にヤノマミ族と呼ばれる人たちが住んでいます。近代文明から遠く離れ、自然のなかで伝統的な生活を営む彼らは、加工食品を口にしたこともなければ、薬用石けんで手洗いすることもありません。

シカなどの野生の動物の肉や魚、昆虫からたんぱく質を得、自然豊かな土壌の育てた根菜から糖質や食物繊維、ビタミン、ミネラルを得ています。そうした原始的な生活を送っている彼らの腸内細菌などの常在菌は、世界一文明的な生活を送っているアメリカ人より、約40パーセント以上も豊かな多様性を誇っていると報告されています。

一方、スタンフォード大学の研究によれば、アメリカ人の腸内フローラからは、炭水化物の代謝を助ける菌や、免疫システムと活発に連絡をとりあって働く菌、腎臓結石ができないよう働く菌などが失われていたといいます。そのことが、文明社会に生きる人たちの病気を引き起こしていると指摘されます。

腸のためにもっともよいのは「自宅周辺の野菜」

野菜はできるだけ自宅周辺で栽培されたものがおすすめです。私たちは、呼吸によっても空気中を舞っている土壌菌を吸い込み、腸内フローラの活性化を行っています。その土が育てた野菜類は、自分の腸内フローラとの相性に優れ、消化吸収もよいのです。「地産地消」という考え方があります。その土地でできたものを、その土地で消費するという考え方ですが、**地産地消は腸内フローラの活性化にも最適なとり組み**です。野菜の直売所などがある地域ならば、そこで買うものがもっともよい方法です。最近は、地元産野菜のコーナーを設けているスーパーも多くなりました。

家庭菜園もおすすめです。日常的に土に触れることで、野菜を育てながら土壌菌を体内に入れることができます。無農薬で育て、洗わずに食べることをおすすめします。

ちなみに、土食症という病気があります。土を無性に食べたくなる人たちがいるのです。アフリカには風習として土を食べる民族もいます。土に含まれる豊富な鉄や亜鉛を摂取するためとされます。一般的に、土食症になるのは、妊婦や幼い子どもが多く、日常の食事で不足しがちな鉄や亜鉛を欲する表れなのだろうと考えられています。

ただし私は、貧弱な腸内フローラを豊かにしたい腸内細菌が、土を欲している現象ではないかとも考えています。鉤虫《こうちゅう》という寄生虫に感染すると、人は土食症になります。鉤虫は人の腸内で卵を産みますが、卵は大便と一緒に外に出されます。日本では昔から人糞が肥料として使われていました。鉤虫の卵は、人の腸に入ると孵化できます。そこで、腸にいる成虫が卵をとり込ませるために、宿主に土を食べさせようとするのです。

私たちの腸にすむ微生物は、人の味覚を変え、自分の欲するものを食べさせようとする力を持っています。今、社会が清潔になった日本で、鉤虫に感染することはほとんどありません。そんななかで、土を無性に食べたくなる人がいるのだとしたら、それは貧弱化した腸内細菌が仲間を求めているSOSではないかと思うのです。

原始的な生活者は文明人より腸内フローラが豊か

31 「腸に悪い習慣」をやめるためのマインドフルネス

ここまで、どうすれば腸を鍛え、イキイキと生きていけるかお話ししてきました。ただ、いくら知識を蓄えたところで、実践しなければ変わることはできません。でも、これまで腸内細菌のことなどまったく考えず、好きなものを好きなように食べてきた人は、「難しいなあ」と感じることでしょう。

それは、脳が起こす感情です。脳には扁桃体《へんとうたい》という部分があります。「恐怖」「不安」「怒り」などネガティブな感情を体感覚に密接に関与させる器官で、恐怖の記憶をつくり、貯蔵する場所です。この扁桃体がたびたびストレスにさらされると、恐怖の記憶は徐々に大きくなり、小さな不安や恐怖にも敏感に反応するようになります。

扁桃体にこうした暴走を起こさせないよう働くのが、脳の前頭前野です。ここは、理性ある行動や未来への計画、過去や自己への内省、注意の選択と集中など、高度な思考を担います。悪習を断ち切るためには、ここの働きが重要となります。

しかし困ったことに、前頭前野はストレスに弱い性質を持っています。強いストレスを受けると無力になってしまうのです。イライラを覚えると怒りが爆発してしまったり、無性に食べたり飲んだりしたくなるのは、ストレスや疲れのせいで前頭前野の働きが弱まり、扁桃体が暴走している表れです。

ですから、悪習を断ち切るには、この一連の負の流れを止めることが必要です。それができれば、好きなものを好きなように食べるという悪習を断ち切ることは簡単です。

アメリカ・マサチューセッツ大学メディカルスクール准教授であるジャドソン・ブルワー氏は、「癖や習慣は、もともと人に備わっている、報酬に基づく学習プロセスの一環」と説明しています。悪習を断ち切るには、それによってつくられた学習プロセスを客観的にとらえることが大事だともいいます。衝動的に何かをしたくなったとき、その衝動にうながされるまま行動するのではなく、自分のなかで起こっている変化を客観的に注意深く観察するということです。この考え方を「マインドフルネス」と言います。

世界の大手企業が、社員教育や人材育成にとり入れている考え方でもあります。

「観察すること」「関心を持つこと」で悪習を断つ

たとえば、嫌なことがあってイライラし、あまいお菓子を無性に食べたくなったとしましょう。お菓子を食べればその瞬間、解糖エンジンが動き、がん細胞が喜び、腸は疲弊します。そこで「食べちゃダメ」とむりにお菓子のことを考えないようにしたとします。多くの場合ここで失敗です。脳はストレスを感じ、かえってお菓子を欲するようになります。

このとき大事なのは、強制的に思考を排除するのではなく、その思考に対して「なぜ、お菓子をこんなにも食べたいのだろう」と好奇心を働かせることです。「お菓子を食べたい」という衝動に無防備に反応するのではなく、その**衝動を観察することによって自分の気分がどのように変化していくのか、客観的に観察する**のです。

ブルワー准教授は、「マインドフルネスで大事なのは、関心を向けること」と語ります。よからぬ欲望を遠ざけようと焦れば前頭前野にストレスを与え、扁桃体をコントロールする力を失います。しかし、自分自身の体験に意識を向けようとする知的な好奇心は、前頭前野に満足感をもたらすことができるのです。

その知的な好奇心は、「お菓子を食べたい」という欲求の正体が、不安やイライラが起こす小さな体験にあることに気づかせます。「なあんだ、イライラするほどのことじゃないや」とわかれば、反射的な悪習慣から抜け出せるようになるのです。

つまり、腸に悪い行動を、悪いと思いつつ起こしたくなったときには、その衝動に気づいて関心を持ち、理由を考えることです。そうして悪い行動を手放せたときには、おおいに喜びましょう。これをくり返すことです。そうすると、「**お菓子は腸に悪いし、がんを起こす**」という知識が、行動をともなった知恵へと変化していくのです。こうなれば悪習から解放され、楽しんで腸によい生活習慣を営めるようになるでしょう。

イライラの正体がわかればストレス食いは防げる

第4章　もっとよい腸になるために知っておきたい最新知識

32 「腸によいこと」もやりすぎには注意

かつて、私は自分の腸のなかでサナダムシを飼いながら、免疫の研究をしていました。この実験をきっかけにして、腸は身体だけでなく心の健康も担っているという「心身相関」についてまで、研究範囲はおおいに広がりました。

これらの経験から「身体によい腸内細菌を増やすためにも、食物繊維やオリゴ糖を多く含む食品をすすんでとりましょう」と長い間伝えてきました。このことは正しい情報であり、まちがってはいません。

ただ、私たちの身体にすむ**腸内細菌の種類は、一人ひとり異なっていて、まるで指紋のように個性があります**。そのために、同じ食品をとったとしても、腸内細菌への影響は一人ひとり違ってきます。このことが、最近の研究によって明らかになってきました。

このことは、じつは私自身も近頃感じていることでした。

主食やお菓子などの糖質をなるべくとらない食事方法を10年近く続けていることで、血糖値や血圧、体重はうまくコントロールできていました。腸の健康を増進させるために、納豆やキムチなどの発酵食品も毎日欠かさず食べていました。

ところが最近、食後しばらくするとガスが出てきておなかが張ったり、便秘気味になったりということが起こってきたのです。ちょっと前までは毎朝、理想的なウンコがバナナ３本分も出ていたのに、スルンと心地よく排便できない日がときどきあるのです。「腸によいものばかり食べているのに、どうしておなかの調子がよくないのだろう？」不思議に思い、私は文献を調べました。そして、「ＳＩＢＯ（小腸内細菌異常増殖）」という病気があることを知ったのです。

ＳＩＢＯとは、小腸のなかで細菌が異常に増えすぎてしまうことで、おなかに痛みや張り、下痢、便秘などが生じる症状のことです。

通常、小腸にいる腸内細菌は、約１０００億個と推計されています。腸内細菌の総数は約１００兆個といわれますから、そのほとんどは大腸にいることになります。ところがＳＩＢＯになると、小腸内の細菌数がおよそ10倍にも増えてしまうというのです。

こうなると、小腸のなかで腸内細菌が働きすぎ、水素ガスが大量に発生するようになります。大腸はある程度ガスにも強くできていますが、本来ガスが発生しない小腸で、ガスが大量に出ると、蠕動運動を正常に行えなくなります。それによって、ガスの異常発生や便秘、下痢などの消化吸収障害を起こしてしまうのです。私の今の状態はＳＩＢＯの症状に当てはまっていると思いました。

過ぎたるはおよばざるがごとし

なぜ、ＳＩＢＯは起こってくるのでしょうか。

一番には、腸によいことばかりしすぎてしまったことにあります。

オリゴ糖や発酵食品は、乳酸菌やビフィズス菌など腸にいる善玉菌のとてもよいエサになります。よって、オリゴ糖や発酵食品を毎日とっていると、善玉菌は数を増やします。反対に食べるのをやめると、数が減ってしまいます。そこで、私はオリゴ糖を含む野菜や発酵食品を毎日意識してとっていましたし、周囲の人にもすすめてきました。

たしかに、食品添加物を多く含む加工食品や清涼飲料水を頻繁にとり、食物繊維の少ない食事をしている人は善玉菌が少なくなっているので、オリゴ糖や発酵食品を積極的にとることが大事です。

しかし、私のように腸内細菌によい食事ばかりしていると、逆に小腸内の善玉菌が異常に増えてしまうことがあります。それによっても、おなかの調子が悪くなることがあるのです。そのような状態のときに、よくばって「腸の健康をもっとよくしたい」と、さらにオリゴ糖や発酵食品を食べてはいけなかったのです。

どんなに腸によいことも、「ほどほどに」という感覚は大事です。「今日は腸の調子が悪いな」と感じたときには、オリゴ糖や発酵食品の摂取はちょっとお休みして、様子をみましょう。何ごとも過ぎたるはおよばざるがごとし、なのです。

腸の調子が悪いときはオリゴ糖や発酵食品を控える

33 「発酵性のある糖質」はとり方にひと工夫を

ＳＩＢＯを起こす原因は、他にも考えられます。具体的には、小腸の蠕動運動の低下、免疫力の低下、ストレス過多の生活、抗生物質の乱用、暴飲暴食にともなう消化不良などです。

こうした原因によって小腸の働きが弱っていたり、免疫力が低下していたりすると、大腸にいた腸内細菌が小腸のほうへ移動してきます。このことも、小腸内で腸内細菌が増えすぎてしまう原因になります。

どんなによい菌も、バランスが大事です。乳酸菌などの善玉菌は免疫細胞を刺激して免疫力を増強させる大切な菌ですし、小腸内を酸性に保って病原体を殺菌してくれるのも事実です。しかし、どんなによい菌もアンバランスなまでに数を増やしてしまうと、反対に腸にとって悪い菌になってしまうこともあるということです。

それによって蠕動運動が停滞すれば、腸の大事な7つの働きが阻害されることになります。すると栄養素を十分に得られなくてエネルギー不足になるうえ、病気をしやすい身体にもなってしまいます。

実際、ＳＩＢＯから起こってくる病気や不調は、心臓から腎臓、膵臓《すいぞう》、皮膚にまでおよぶとされています。アトピー性皮膚炎などのアレルギー性疾患、クローン病などの自己免疫疾患など、免疫の病気への関与も疑われています。

さらに、現代人に多い過敏性腸症候群（ＩＢＳ）も、ＳＩＢＯが一因になっていることがわかってきました。過敏性腸症候群とは、下痢や便秘などを日常的にくり返す腸の不調であり、原因は長らくストレスにあるとされてきました。しかし背景には、ＳＩＢＯがあることが明らかになってきたのです。過敏性腸症候群は、「各駅停車症候群」ともいいます。通勤電車で腹痛を起こす人が多く、急を要した際になるべく早くトイレに駆け込めるよう、駅間の短い各駅停車にしか乗れなくなるからです。毎朝のように下痢をしてつらいという人は、ＳＩＢＯの治療を試してみるとよいと思います。

ＳＩＢＯの上手な治し方

腸によい食事を毎日心がけているのに、おなかの張りや下痢、便秘が改善されない、という人は、もしかしたらＳＩＢＯかもしれません。

改善のためには、発酵作用のある糖質の摂取を控えることが大事とされます。それら特定の糖質を「ＦＯＤＭＡＰ（フォドマップ）」と言います。

この研究の進むオーストラリアや米国では、ＳＩＢＯの患者さんにはＦＯＤＭＡＰをできるだけ控えることをすすめています。

ＦＯＤＭＡＰとは、

「Ｆ」　Fermentable（発酵性）

「Ｏ」　Oligosaccharides　（オリゴ糖）
「Ｄ」　Disaccharides　（二糖類）
「Ｍ」　Monosaccharides　（単糖類）
「Ａ」　And　（そして）
「Ｐ」　Polyols　（ポリオール）

という頭文字でつくられた造語です。簡単に言えば、腸内細菌のエサになるような発酵性を持つ糖質ということになります。

ＦＯＤＭＡＰに該当する糖質は、小腸では吸収されません。そのため、これらを過剰に摂取してしまうと、小腸内ではそれを薄めようとして、水分量が多くなります。このため、下痢が起こりやすくなります。一方、大腸では、大量のエサが入ってきたことで、腸内細菌が発酵を急激に進め、ガスを大量に発生させ、おなかのはりを起こします。

どんな食品が「高ＦＯＤＭＡＰ食」になるのかは、１７０ページに掲載します。

ただ、見ていただくとわかるように、高ＦＯＤＭＡＰ食をやめるとなると、多くの食品をとれなくなります。なかには、身体に大事な栄養素を抱えている食品も数多くあります。今後ずっと食べないという選択をするのは、現実的ではありません。必要な栄養をとれなければＳＩＢＯを改善しても、違う病気をつくり出すことにもなりかねないでしょう。

日本においていち早く低ＦＯＤＭＡＰ食による、ＳＩＢＯをともなう過敏性腸症候群などの治療を始められた江田クリニック院長の江田証先生は、著書『なんだかよくわからない「お腹の不調」はこの食事で治せる！』（ＰＨＰ研究所）で、まずは３週間、高ＦＯＤＭＡＰ食をやめることをすすめています。３週間が過ぎると、ＳＩＢＯの人の場合、おなかの調子がとてもよく改善されます。その場合は、ＳＩＢＯであると確認できます。もし、改善が見られなければ、腸もれなどの問題がまだ起こっていると考えられます。

ただ、高ＦＯＤＭＡＰ食すべてが腸に影響を与えているのではありません。何が問題になっているかは、どんな腸内細菌を持っているかで違います。そこで、１つ１つ食べていき、何を食べたときに症状が出るか、あるいは出ないのか、観察するとよいとのことです。

一方、私のようにＳＩＢＯも軽い状態ならば、腸の調子が悪いときには一時的に高ＦＯＤＭＡＰ食を控える。改善されたら、再び食べる。それでよいと思います。これをくり返すうちに、自分の腸に適さない高ＦＯＤＭＡＰ食がだんだんとわかるようになってきます。

不調がつづく人は高FODOMAP食を控えてみる

高 FODOMAP 食と低 FODOMAP 食のリスト

高	低
野菜・いも・ナッツ類	
アスパラガス、カリフラワー、ニンニク、マッシュルーム、タマネギ、豆類全般、カシューナッツ、ピスタチオなど	ナス、チンゲンサイ、トウガラシ、ニンジン、キュウリ、レタス、ジャガイモ、トマト、ズッキーニ、ピーナッツ、ウォールナッツなど
果物	
リンゴ、サクランボ、マンゴ、モモ、ナシ、プラム、スイカ、ドライフルーツなど	マスクメロン、ブドウ、キウイ、オレンジ、パイナップル、イチゴなど
乳製品ほか	
牛乳、カスタード、エバミルク、アイスクリーム、豆乳（全大豆）、甘味のあるコンデンスミルク、ヨーグルトなど	アーモンドミルク、ブリーチーズ、フェタチーズ、カマンベールチーズ、ハードチーズ、ラクトースフリーミルク（乳糖を含まない牛乳）、豆乳（大豆タンパクのみ）など
肉・卵	
加工肉・魚介の一部など	加工せずに調理した肉類・魚介類全般、卵、木綿豆腐など
パン・シリアルなど	
小麦、ライ麦、大麦原料のパン、朝食用シリアル、ビスケットほかスナック類など	米、米粉、オート麦、キヌア、コーンフレーク、スペルト小麦（古代小麦）使用のサワー種パン、ライ麦・大麦を使用しないパンなど
調味料・おやつなど	
はちみつ、ソルビトール、キシリトールなど	メープルシロップ、米麦芽シロップ、砂糖、ビターチョコレートなど

※ Monash University, High and low FODOMAP foods,A sample food list from the FODOMAP experts より抜粋

34 ステーキのつけあわせには芽キャベツを

私は週2回ステーキを食べ、納豆や豆腐などの大豆食品を毎日とることを、自らの健康法の1つとして掲げてきました。ただ、ここでも説明のたりない部分がありました。ビタミンB_6やビタミンB_{12}、葉酸などのビタミンが不足していると、ホモシステインが代謝されなくなってしまう、ということです。

ホモシステインは、必須アミノ酸の1種であるメチオニンがたんぱく質からつくられていく過程で産生される中間代謝物です。人の体内で使われるアミノ酸は20種類ありますが、そのうち、体内でつくることのできないものを必須アミノ酸と呼びます。必須アミノ酸は9種類あります。その1種であるメチオニンは、美白に働く成分や、エネルギー産生にかかわる物質の材料になるなど、体内で大事な役割をはたしています。

しかし、ホモシステインが体内できちんと代謝されずに血液中での濃度が高くなると、動脈硬化や脳梗塞、心筋梗塞などを起こしやすくなってしまうのです。

しかも、その濃度が高いことは、アルツハイマー病の要因ともなるのです。

ホモシステインは具体的に、牛肉や豚肉、鶏肉、ラム肉、卵、魚、貝類、大豆、豆類、ナッツ類、乳製品から産生されます。たんぱく質を主成分とする食品のほとんどが、体内に入るとホモシステインをつくり出すと考えてよいでしょう。

ですから、こうした食品をとったときには必ずビタミンB_6やビタミンB_{12}、葉酸を一緒にとることが大事です。それによってホモシステインの血中濃度を下げられます。

・ビタミンB_6が豊富なもの

ニンニク、マグロ、酒粕、牛レバー、カツオ、イワシ、鶏肉（レバー、ささみ、胸肉）、鮭、サンマ、唐辛子、抹茶、ゴマなど。

・ビタミンB_{12}が豊富なもの

貝類（シジミ、赤貝、アサリ、ハマグリ、カキなど）、スジコやイクラ、レバー（牛、鶏、豚）、サンマ、海苔、煮干し、カツオ節など。

・葉酸が豊富なもの

レバー（鶏、牛、豚）、ウナギ、ウニ、枝豆、モロヘイヤ、芽キャベツ、パセリ、ホウレン草、菜の花、春菊、アスパラガス、ブロッコリー、酒粕、海苔、抹茶、ワカメなど。

ビタミンB_6やビタミンB_{12}、葉酸は魚介類に多く含まれます。ふだんから魚介類や海藻類は積極的に食べておきましょう。肉料理には、ワカメとアサリとゴマのスープをあわせ、朝には海苔をバリバリ食べておくだけでもよいのです。

また、ステーキを焼くときにはホウレン草やブロッコリー、芽キャベツなどをつけあわせにするとよいでしょう。キャベツにも葉酸は含まれますが、芽キャベツのほうが含有量は多くなります。居酒屋でお酒を飲むときには、枝豆を必ず食べ、串レバーも注文するのがおすすめです。そんなことを心がけるだけでも、認知症の予防になります。

ただし、これらの3つのビタミンは水溶性という性質を持ちます。体内に長くとどめておけず、使用されなかったぶんは摂取後だいたい3時間ほどで外に排出されます。だからこそ、**これらの3つのビタミン類はできるだけ毎食とる**ようにしたいものです。

ビタミンB_6やビタミンB_{12}、葉酸は毎日とる

35 嫌いなものは食べなくてよい

先日、NHKのある番組で「マイタケががんに効く」「腸にもよい」と放送されました。すると、各地の店でマイタケだけが売り切れるという現象が起こりました。

1つの食品が健康によいといわれると、そればかりに注目するのは、私たちの悪い癖です。シイタケやシメジ、エノキダケ、エリンギなど、他のキノコにもがんを抑える成分は入っています。少しずつ違った健康作用も持ちます。腸の働きによい成分も含まれます。

ですからマイタケに限らず、なるべく多くの種類のキノコを日々とることが大事です。私は、いろんな種類のキノコを食べやすい大きさに切って、保存用の袋に入れ、冷凍しています。そうして、味噌汁に入れたり、電子レンジで加熱してしょう油をかけたり、野菜炒めに加えたり、鍋料理に入れたりして毎日のように食べています。

でも「キノコが嫌い！」という人もいるでしょう。そういう人は食べなくてよいのです。

たしかに、幼いころはなるべくさまざまな種類の食べ物をとる必要があります。身体と脳をつくっていく大事な時期だからです。

しかし、**歳をとってきたら、「おいしくない」と感じる食品をむりしてとる必要はありません。**人の腸内細菌の種類は1歳から1歳半でだいたい決まっているからです。

私たちの味覚は、さまざまな要素によって形成されます。その一つに、腸内細菌の影響が考えられます。腸にいる微生物が、宿主の味覚を決めているところがあるのです。

なぜなら、腸内細菌たちは、自分たちの好きなエサを得ることで、繁殖できる寄生生物だからです。他の生物に寄生して生きるものたちは、宿主を上手に誘導する力を持つのです。

寄生生物は宿主の味覚や性格を変える

たとえば、トキソプラズマという単細胞の寄生虫がいます。人の細胞より小さく、目では見えない大きさです。この寄生虫は、ネコを終宿主として、他の動物間で感染のサイクルをつくります。食肉用の動物でいえば、豚や牛、鶏、羊、馬、鯨、鹿、猪など。ほぼすべての鳥類と脊椎動物にいるといわれるほど、もっとも広く分布する寄生虫です。

人間も例外ではありません。全世界では約30億人もの感染が推定されています。日本では生肉を食べる習慣が少ないので、感染率は10人に１人前後ですが、米国では５人に１人の割合で脳にトキソプラズマがすみついていると推定されます。

問題になるのは、妊娠中の女性が感染することです。母体に感染して胎児に原虫が移行すると、水頭症などの障害が起きたり、眼球に移行して網膜炎を起こしたりすることがあります。また、エイズ（後天性免疫不全症候群）などによって免疫不全に陥っている人に感染した場合も重い症状が出ることがあります。

一方、健康な人の場合は心配ありません。免疫システムが働き、トキソプラズマは休眠状態になります。宿主の細胞のなかで、硬い殻のなかに自分を隠してひきこもるのです。

私は若いころ、トキソプラズマの研究をしたことがきっかけで、寄生生物に関する研究者の道をたどることになりました。

トキソプラズマに感染したマウスは、無感染のマウスとは異なり、不思議な行動が見られることが知られていました。１９９４年、英オックスフォード大学の免疫学者、J・ウェブスター博士らは、われわれ研究者に大きな衝撃を与える報告をしました。トキソプラズマに感染したラットは、天敵であるネコから逃げるのではなく、自ら引きよせられるようにネコに近づき、簡単に餌食になるという研究結果を発表したのです。

その後の研究によって、トキソプラズマには感染したネズミの脳を変容させ、ネコの出す尿の匂いに惹かれることが明らかにされました。ネズミがネコに食べられてこそトキソプラズマは安息と繁栄の地であるネコの身体にたどり着けるからです。

では、人がトキソプラズマに感染すると、どうなるのでしょうか。私たち人間は、ネコ化の動物であるライオンやトラの檻に自ら食べられに行く、ということはありません。そこは理性が強く働くからでしょう。しかし、向こう見ずで注意力の弱い性格になることが、世界中の大々的な研究によって明らかにされています。

なんと、トキソプラズマ感染者は、小さな自動車事故を起こす割合が非常に高く、理由は「反応が遅いから」ということが突き止められました。しかも、感染男性は、内向的で疑い深く、ルールを守らなくなる反抗的傾向があり、感染女性は外交的で人を疑わず、従順な傾向が見られました。共通するのは、恐怖心が減って、行動が大胆になることです。

トキソプラズマが起こすこうした変化は、他の寄生虫でも見られます。そのことは私自身も多くの研究によって突き止めています。腸内細菌も寄生生物の一種です。彼らが腸内で自らの繁栄に適したエサを求め、宿主の脳に影響を与えている可能性は大きいのです。

だからこそ、生殖年齢をすぎ、次世代に命をつなぐ可能性のなくなった年齢になったら、むりをして嫌いな食品をとる必要がないのです。「嫌い」ということは**腸内細菌が**

欲していないとも言えるからです。

昨日、私がインタビューをした人のなかに100歳を超えてとても元気な女性がいました。彼女は偏食がひどく、とくにニンジンが嫌いで絶対に食べないそうです。でも、病気もなく、健康そのものです。彼女のきょうだいも偏食家ですが長寿者です。そうした百寿者は大勢います。自分の味覚にしたがうことで、自分の腸内細菌にあった食事をしてきたおかげなのだと思います。

元気な百寿者にも偏食家がいる

36 10時間以上何も食べない時間をつくる

私はこれまで、３食をきっちり食べる必要性を多くの本や講演会で述べてきました。たしかに、３食をできるだけ同じ時刻にとることは、体内時計を整え、腸の働きを活性化するうえで大切なことです。

しかし、腸の健康においてもっとも悪いのは「食べすぎ」です。だからこそ、**１食を「腹八分目」にすることが大事**なのです。腹八分目で脳を満足させるためには、ひと口30回、ゆっくりと嚙んで食べることです。口は第一の消化器管とも呼ばれます。よく嚙んで食べることで、食べ物が唾液とよく混ざり、消化吸収がよくなり、満腹感を早く得やすくなります。しかも、唾液のなかには活性酸素を中和する酵素も含まれます。そのため、よく嚙んで食べることは、がんや老化を防ぐうえでも大事な方法となるのです。

ただ、おなかいっぱいに食べる習慣が根づいてしまっていると、腹八分目はどうにももの足りないという声をよく聞きます。「もうあと何年生きるかわからないのだから、おなかいっぱい食べたい」と、先日の講演会で出会った人は言っていました。

そうした人は、1日のなかにファスティングの時間を設けるとよいと思います。

ファスティングとは、日本語でいうと「断食」です。この健康法は、もう何年も前から提唱されているので、知っている人は多いでしょう。断食というと、水しか飲まない苦行のイメージもありますが、健康増進を目的に行うファスティングは、最低限のエネルギーと栄養素を補いながら行います。

ただし、長い時間、十分な食べ物が入ってこない状態が何度もくり返されると、腸粘膜が障害を受け、身体の調子がかえって悪くなってしまいます。5日間、1週間、10日間と、だんだんとファスティングの期間をのばしながらくり返し実践している人もいますが、腸の健康を第一に考えながら、注意深く行うべきでしょう。一度がんばって体重が落ちると、それがうれしくてくり返してしまう人もいますが、腸にむりを課せば、健康を壊すことになることを忘れないでください。

こうした過激なファスティングよりも、腸の健康を増進させるのは、**1日のなかで空腹の時間をつくる**、という方法です。

私たちのおなかが「グ～ッ」と鳴っているとき、胃腸は強い収縮の波を連続的につくり出していきます。このとき、胃腸に残る不要物、たとえば食べ物のカスや古い粘膜細胞などが強く押し出されています。つまり、「グ～ッ」と鳴るのは、「掃除が終わったよ。食べ物を入れていいよ」という胃腸からの合図だともいえるでしょう。

この合図を聞いてから、食事をすると、腸での消化吸収がとてもよくなり、必要な栄養素を十分に身体にめぐらせてあげられるようになります。反対に、「グ～ッ」と鳴っていないのは、食べすぎやストレスなどのせいで、胃腸の働きが悪くなっているから。そんなときに食べ物を入れてしまえば、胃腸の負担を大きくしてしまいます。

「空腹の時間」が脳にも腸にもよい

腸の健康を増進させるには、１日のなかに１回はおなかが「グ～ッ」と鳴る時間を設けてあげることです。それには、1日のなかで10時間以上の「空腹の時間」を用意しましょう。これが私のいう腸の健康を増進させるファスティングです。

たとえば、夜8時に夕食をとったら、翌朝6時までは何も食べない習慣を持てばよいのです。睡眠中はとくに強い収縮が起こりやすく、胃腸の掃除が進みやすい時間帯です。

これは認知症予防にもなります。**一定の時間、新たな栄養が入ってこないと、細胞を構成する成分がリサイクルされ、ダメージを受けたたんぱく質やミトコンドリアは壊されます**。これは細胞の再生に大事な作業で、脳細胞も再生され、認知症も予防されます。

先日、86歳を迎えたプロスキーヤー・三浦雄一郎さんと対談をしました。三浦さんは、朝はスープのみ、昼も軽くして、空腹の状態で夜はおいしいものをたくさん食べるそうです。夕食のために、朝と昼は量を少なくしておく、というのも、食べることが大好きな三浦さんらしくて、腸の健康にはとてもよい方法だなあと感じました。

自分らしい「空腹の時間」をつくろう

おわりに

私たち人間は、地球上に生きています。

でも、この地球は私たち人類のものではありません。

もし、「誰のものか」と持ち主を探すのならば、私は細菌のものだと答えます。

それは地球上で、数も重量ももっとも大きいのが、細菌だからです。細菌はなんと10の30乗もの数が存在すると推計されています。重さにすると、全人類の体重を足した約1000倍もあるといいます。

では、私たちの身体は、誰のものでしょうか。「自分のもの」と思いますか。いいえ、そうではありません。人の身体とは、あなたと細菌で共有する生命体です。

人の体細胞の数は、およそ37兆個と推計されています。このうち、7割に当たる約26兆個は赤血球でDNA（核）を持っていません。遺伝情報を持つ細胞は、わずか11兆個のみ。これに対し、人の身体には100兆個以上の細菌がすんでいます。そのほとんどは大腸にいるわけですがその1つ1つが遺伝情報を持っています。

つまり、遺伝情報を持つ細胞の数で比較すると、約11兆個と約100兆個で、人体の約9割は細菌なのです。こうして考えると、人とは細菌の惑星にすみ、細菌によって生かされた生物であることがわかります。

ところが日本人は、ありとあらゆる薬剤を使って身の回りの細菌を排除にかかっています。人間は細菌に助けてもらわなければ、ひとときとして生きていられない存在です。たとえ、私たちがどんなにがんばったところで、細菌を地球上はおろか、身の回りから排除することもできません。なぜ、こんなにおろかなことを続けるのでしょうか。

先日、とても美しい若い女性が、「人と手をつなぐのをキタナイと感じてしまう」と話してくれました。超がつくほど潔癖症の彼女は、「もしかしたら、今この瞬間に、私を殺す細菌が生まれ、つないだ人の手からうつってくるかもしれない」と感じてしまうそうです。彼女は、男性のほうから言いよってくるのに、いつも自分がふられてしまうと、悩みを話してくれました。

でも、私たちの身の回りに、ただちに命を奪うような菌はいません。多少の病原性を持つ菌はいますが、免疫力さえしっかりしていれば、排除できる程度のものです。細菌は、私たちの敵ではなく、味方です。電車のつり革をさわれない、という人も多いですが、安心してつかまってください。

ワイルコーネル大学医学部の遺伝学者クリス・メイソン氏は、こんなおもしろい研究を行っています。ニューヨーク市の地下鉄にある手すりや背もたれ、床、開閉ドアなどから、サンプルをとって調べたところ、約600種類もの異なる細菌が見つかりました。それらの細菌のDNAを調査すると、人に害を与える種は見つからず、みな無害だったというのです。むしろ、人の健康によい影響を与える可能性さえ考えられるといいます。ニューヨークの地下鉄にすむ細菌の多様性は、年間170億人もの乗客がつくり出したものと考えられます。また、ハリケーン・サンディによって冠水した駅からは、海洋環境に関連する細菌の特徴も残っていたそうです。

この結果を踏まえ、メイソン氏はこんなふうに語っています。

「あなた方の子どもをニューヨークの地下鉄の車内で転がしなさい」

欧米では、消毒液で手を洗うよりも、多様性のある細菌群とふれあうことのほうが、よほど心身の健康に役立つことは、すでに広く知れわたっています。とくに、乳幼児期に雑菌と接触し、感染経験を積むことは、将来にわたって優れた免疫システムを築きあげるうえで非常に有効です。多くの細菌を腸のなかに入れることで、私たちの腸内フローラが豊かに育まれるからです。

では、なぜ前述の女性のような超潔癖症の人が増えているのでしょう。テレビの影響としか考えられません。世界でもっともテレビをよく見る国民は、日本人とアメリカ人です。ヨーロッパ人はあまり見ません。東アジアの人たちも見ません。

テレビを見れば、必ず衛生用品のテレビコマーシャルを見ることになります。日本人とアメリカ人は、世界でもっとも清潔志向の強い国です。アメリカでは腸もれ（リーキーガット・シンドローム）の問題が深刻化しています。日本でもまもなく、この問題が大きくとり上げられることになるでしょう。

「バイキンが怖い」という清潔志向は、自分の商品を売りたい人たちによってつくられた実体のない恐怖から生まれています。それは、決して人を幸福にしません。健康にもしません。他人とのスキンシップを拒み、コミュニケーション力の低い人間を育てるばかりです。そこにどんな未来があるのでしょうか。

こんなことを私は、半世紀近く訴えてきました。でも、いまだ私のささやかな声は、社会を変えられずにいます。しかし、きっと腸内細菌の重要性を理解してくださった本書の読者の方々のまわりから、変化は起こってくれるものと信じています。

本書が、あなたやあなたの大切な人たちが、本当に強い心と身体を育む手助けになってくれれば、これほどうれしいことはないのです。

藤田紘一郎

腸で寿命を延ばす人、縮める人

腸をダメにする習慣、鍛える習慣❷

著者 藤田紘一郎

２０１８年12月20日 初版発行
２０１９年2月10日 2版発行

藤田紘一郎（ふじた・こういちろう）
１９３９年、旧満州生まれ。東京医科歯科大学医学部卒業。東京大学医学系大学院修了。医学博士。金沢医科大学教授、長崎大学教授、東京医科歯科大学教授を経て、現在東京医科歯科大学名誉教授。専門は寄生虫学、熱帯医学、免疫学。１９８３年、寄生虫体内のアレルゲン発見で小泉賞を受賞。２０００年、ヒトＡＴＬウィルス伝染経路などの研究で日本文化振興会・社会文化功労賞、国際文化栄誉賞受賞。主な近著に『脳はバカ、腸はかしこい』（三五館）、『腸をダメにする習慣、鍛える習慣』『人の命は腸が9割』『体をつくる水、壊す水』『ヤセたければ腸内「デブ菌」を減らしなさい』『人生１００年時代！腸から始める加齢の極意』（以上ワニ・プラス）など。

発行者 佐藤俊彦
発行所 株式会社ワニ・プラス
〒１５０－８４８２
東京都渋谷区恵比寿４－４－９ えびす大黒ビル７Ｆ
電話 ０３－５４４９－２１７１（編集）
発売元 株式会社ワニブックス
〒１５０－８４８２
東京都渋谷区恵比寿４－４－９ えびす大黒ビル
電話 ０３－５４４９－２７１１

編集協力 高田幸絵
装丁 橘田浩志（アティック）
柏原宗績
カバー写真 今村敏彦
ＤＴＰ 有限会社 一企画
印刷・製本所 大日本印刷株式会社

ISBN 978-4-8470-6140-0
ワニブックスＨＰ https://www.wani.co.jp